骨科机器人手术配合与护理

主　审　蒋开平　王军强

主　编　杨匡洋　黄素珍

副主编　陈卫珍　吴红玉　何　琳　高泽伟　朱霭玲　陈　星
　　　　曾焰辉

编　委　（以姓氏汉语拼音为序）

陈　超	陈　星	陈汉棠	陈俊健	陈丽华	陈卫珍
陈武胜	陈务民	陈希聪	程镇伟	高泽伟	何　琳
侯英杰	胡漫欢	胡永波	黄素珍	江来茂	劳永锵
李　琴	李冬妹	李宇麟	梁康燕	梁文锐	梁钰英
廖仲茵	林程戚	罗丽华	莫燕华	孙　丹	谭志韵
吴红玉	许伟杰	杨匡洋	曾焰辉	钟傲雪	钟皇娇
朱霭玲	朱静舒				

人民卫生出版社

·北京·

图书在版编目（CIP）数据

骨科机器人手术配合与护理 / 杨匡洋，黄素珍主编. —
北京 : 人民卫生出版社，2025. 6. -- ISBN 978-7-117
-38063-8

Ⅰ. R687.3-39；R473.6-39

中国国家版本馆 CIP 数据核字第 202523R35Y 号

人卫智网	**www.ipmph.com**	医学教育、学术、考试、健康，
		购书智慧智能综合服务平台
人卫官网	**www.pmph.com**	人卫官方资讯发布平台

骨科机器人手术配合与护理
Guke Jiqiren Shoushu Peihe yu Huli

主　　编：杨匡洋　黄素珍
出版发行：人民卫生出版社（中继线 010-59780011）
地　　址：北京市朝阳区潘家园南里 19 号
邮　　编：100021
E - mail：pmph @ pmph.com
购书热线：010-59787592　010-59787584　010-65264830
印　　刷：天津市光明印务有限公司
经　　销：新华书店
开　　本：787 × 1092　1/16　　印张：9
字　　数：185 千字
版　　次：2025 年 6 月第 1 版
印　　次：2025 年 8 月第 1 次印刷
标准书号：ISBN 978-7-117-38063-8
定　　价：68.00 元

序

随着医疗科技的飞速发展，骨科机器人手术技术正引领外科手术的新变革，为骨科疾病治疗带来了前所未有的机遇。因其复杂的解剖和生物力学特性，骨科疾病治疗难度大，传统手术方式存在诸多局限，而骨科机器人的出现，以其精准定位和微创操作的特点，显著提高了手术的精准度和安全性，降低了患者创伤和发生并发症的风险。

骨科机器人手术的成功实施，离不开手术人员的专业配合与精心护理。从术前准备到术中配合，再到术后处理，每一个环节都至关重要。因此，提升手术人员的专业能力和规范护理配合流程显得尤为重要。

广州中医药大学附属佛山中医院骨科作为全国首批"骨科机器人远程手术中心创建单位"，在骨科机器人手术领域积累了丰富的经验。其手术团队在杨匡洋副院长的带领下，成功开展了2000多例骨科机器人辅助手术，并将这些宝贵经验融入《骨科机器人手术配合与护理》一书中。

本书内容全面且实用，系统介绍了骨科机器人手术的发展历程、技术原理，以及各类手术的具体配合细节。同时，还详细阐述了机器人仪器设备的组成、操作流程、维护方法，以及手术器械的清洗、消毒、灭菌规范等。书中配以大量精美插图，使复杂内容更加直观易懂。

相信本书的出版，将为骨科机器人手术配合及护理领域提供重要的实践指导和理论支撑，推动我国骨科机器人手术配合及护理的标准化、专业化进程。希望广大医护工作者能借此书不断提升专业水平，为骨科医疗事业的发展贡献力量。

国家骨科医学中心主任

首都医科大学附属北京积水潭医院党委副书记、院长

北京市创伤骨科研究所所长

2025 年 6 月 16 日

在现代医疗科技迅猛发展的浪潮中，手术领域正经历着深刻的变革，手术机器人作为推动微创、精准与智能化医疗的先锋力量，已成为医学界备受瞩目的研究焦点，引领医疗领域迈向全新的发展阶段。骨科机器人凭借其微创和精准的显著优势，可为结构复杂、治疗难度大的骨科疾病提供高度个性化、智能化与精准化的治疗方案，成为骨科临床治疗发展的关键方向，被广泛应用于创伤骨科、脊柱微创手术、关节置换、复杂骨盆手术等关键领域，为骨科疾病的治疗带来了革命性的突破。然而，骨科机器人手术的复杂性极高，手术过程中，医师需借助术中三维透视图像系统及多种精密仪器实现精准操作。这些设备不仅精密贵重，而且种类繁多，其日常维护，器械清洗、消毒与灭菌，以及耗材管理等工作，均依赖于专业的骨科机器人手术室护士。目前，骨科机器人手术护理在实践中面临着缺乏统一规范、操作标准不明确等挑战，这些挑战影响了护理质量与手术效果的进一步提升。因此，培养高素质、专业化的骨科机器人手术室护士队伍，推动该领域的标准化、规范化发展，成为推动学科持续发展的迫切需求。

广州中医药大学附属佛山中医院骨科作为全国首批荣获"骨科机器人远程手术中心创建单位"称号的专科之一，在骨科机器人手术领域积累了丰富的实践经验，已成功开展2000余例骨科手术机器人辅助手术，在此基础上，护理团队深入梳理过往经验，将骨科机器人手术团队所需掌握的常见手术护理配合技巧、手术室环境与物品管理规范、质量控制要点以及感染管理知识等内容进行系统整合，精心编撰成《骨科机器人手术配合与护理》一书。本书内容涵盖了骨科机器人手术的发展历程，各类手术护理与配合要点，机器人仪器设备的管理与维护，手术器械的清洗、消毒、灭菌，以及手术室的环境管理和人员培训等多个方面，旨在为骨科机器人手术团队人员以及相关专业的医学生提供全面、系统且实用的指导。我们以丰富的临床实践经验为基础，结合国内外最新的研究成果与行业标准，详细阐述了每一项护理操作的流程、要点和注意事项，配有大量精美的插图，以便读者更加直观地理解复杂的手术流程和操作要点，缩短学习曲线，快速掌握各类骨科机器人手术的配合方法。

本书的编写不仅是对现有骨科机器人手术护理经验的总结与提炼，更是对未来护理实践发展方向的探索与引领。我们期望通过本书，帮助护理人员提升专业技能，规范护理操作流程，降低手术风险，提高患者满意度；也希望本书能为骨科机器人手术护理领域的学术研究、教学培训提供有力的支持，促进该领域的持续发展与创新，为推动我国骨科医疗事业的进步贡献一份力量。在本书的编写过程中，我们得到了众多业内专家、学者的悉心指导，以及编写团队全体成员的辛勤付出，在此向他们致以最诚挚的感谢。由于骨科机器人技术仍在不断发展，加之编者水平有限，书中内容难免存在不足之处，恳请广大读者批评指正，以便我们不断完善，使本书更好地服务于临床实践。

广州中医药大学附属佛山中医院　杨匡洋

2025 年 4 月

目 录

第一章　骨科手术机器人发展史 ·· 001

第一节　概述 ··· 001

第二节　国外骨科手术机器人发展史 ··································· 002

第三节　国内骨科手术机器人发展史 ··································· 003

第四节　骨科手术机器人的发展现状 ··································· 006

第五节　骨科手术机器人的优势分析 ··································· 009

第六节　骨科手术机器人的展望 ······································· 009

第二章　骨科机器人手术管理制度 ···································· 011

第一节　骨科机器人手术环境要求 ····································· 011

第二节　骨科机器人手术人员配置要求 ································· 014

第三节　操作标准化管理 ··· 015

第三章　骨科机器人仪器设备的管理 ································· 018

第一节　骨科机器人仪器设备的组成 ··································· 018

第二节　骨科机器人仪器设备的操作流程 ······························· 021

第三节　骨科机器人仪器设备的常见故障及维护 ························· 028

第四章　骨科机器人器械的清洗、消毒及灭菌 ······················· 031

第一节　骨科机器人的手术器械 ······································· 031

第二节　清洗、消毒及灭菌的基本原则和要求 ·············· 035

第三节　清洗、消毒及灭菌的效果监测与质量管理 ·············· 037

第五章　机器人辅助脊柱手术配合与护理 ·············· 039

第一节　经皮椎体后凸成形术 ·············· 039

第二节　经皮胸腰椎椎弓根螺钉内固定术 ·············· 044

第三节　脊柱侧凸后路矫形术 ·············· 049

第四节　颈椎上段椎弓根螺钉内固定术 ·············· 054

第六章　机器人辅助关节手术配合与护理 ·············· 059

第一节　髋关节置换术 ·············· 059

第二节　膝关节置换术 ·············· 064

第三节　膝关节镜下前交叉韧带重建术 ·············· 069

第七章　机器人辅助骨盆手术配合与护理 ·············· 074

第一节　骨盆骨折闭合复位内固定术 ·············· 074

第二节　STARR 架骨盆骨折闭合复位内固定术 ·············· 078

第八章　机器人辅助上肢手术配合与护理 ·············· 081

第一节　喙突骨折闭合复位内固定术 ·············· 081

第二节　肩锁关节脱位内固定术 ·············· 085

第三节　腕舟骨骨折闭合复位内固定术 ·············· 088

第九章　机器人辅助下肢手术配合与护理 ·············· 094

第一节　股骨颈骨折闭合复位内固定术 ·············· 094

第二节　股骨粗隆骨折闭合复位内固定术 ·············· 098

第三节　股骨微创截骨延长术 ·· 102

第四节　距骨骨折闭合复位内固定术 ·· 105

第五节　跟骨骨折闭合复位内固定术 ·· 108

第十章　机器人辅助小儿骨科手术配合与护理 ·················· 113

第一节　股骨头骺分离闭合复位内固定术 ·································· 113

第二节　髋关节发育不良髋臼周围截骨术 ·································· 116

第十一章　机器人辅助骨样骨瘤病灶刮除灭活手术配合与护理 ········· 120

第十二章　5G 技术在骨科机器人手术中的应用 ·················· 125

第一节　概述 ·· 125

第二节　5G 技术在骨科机器人手术中的应用 ·························· 126

第三节　5G 技术应用在骨科机器人手术中的配合要点 ············ 128

参考文献 ·· 132

第一章

骨科手术机器人发展史

第一节　概述

随着人工智能科学的迅速发展，其应用逐步渗透到各行业，在医疗领域中也扮演着越来越重要的角色。国际标准化组织将机器人定义为具有类似于人或其他生物某些器官（肢体、感官等）功能动作的机械产品。集医学、生物学、计算机科学、机械学等学科于一体的医疗机器人作为一种相对特殊的医疗器械，在近几十年中不断发展、壮大。手术机器人是医疗机器人的一种，可自行或在术者操控下严格按照手术方案执行手术操作，机械手臂代替术者进行各种手术操作，保障了手术操作的精准性和安全性。其在操作速度、精准性以及可重复性等方面相较于人工操作有绝对优势，因而在临床上逐渐成为关注焦点。骨科是手术机器人最早进入的领域之一，也是当前手术机器人研究和产业化集中的热点领域。骨科手术机器人目前主要应用于创伤骨科、脊柱外科和关节外科，其中机器人辅助下关节置换手术应用范围最广，但技术实现相对复杂。基于我国庞大的人口基数和社会老龄化进程的加速，未来市场对骨科手术机器人的需求有望加速释放。与此同时，政策利好与资本的助力仍将推动行业持续发展。

目前全球范围内的骨科手术机器人装机量已超千台，国内市场装机量达到 200 余台。国外典型的机器人产品有 Robodoc、MAKOplasty 以及 Cori；国内代表性的机器人产品则有 TiRobot Recon、Skywalker 与 ARTHROBOT 等。

目前用于关节置换的手术机器人多属于定位机器人，这类定位手术机器人致力于降低手术对血管神经的损伤，减少术中辐射伤害，提高内固定物的置入精度，以确保手术操作的精确性和安全性。使用这类手术机器人时，术前无需规划，术中摄取目标区域 2D 或 3D 图像并传输至机器人端，术者可在术中图像上完成手术规划，并通过机械臂引导置入导针，完成螺钉固定。而通道螺钉的固定是创伤和脊柱等定位手术机器人主要针对的术式。目前，定位手术机器人可完成诸如椎弓根螺钉、骨盆通道螺钉、股骨颈空心钉和髓内钉等多种内固定手术的操作。国外代表性产品有 ROSA Spine、Excelsius GPS 等；国内代表性产品有 Orthobot、Kinguide 以及 TiRobot。

第二节　国外骨科手术机器人发展史

1988 年，美国加州大学和 IBM 公司联合研制出了一款用于人工髋关节置换术的机器人。该机器人的优势在于可以通过操作器末端的压力传感器对骨骼的切割进行校准，并通过视觉系统保证骨切割的安全性，从而提高手术精确性。在这款机器人的基础上，1992 年美国 Integrated Surgical Systems 公司推出了一款主动型骨科手术机器人——RoboDoc，这也是全球首个主动型骨科手术机器人。这款机器人主要用于关节置换术中辅助骨骼定位和假体成形、置入，在其参与下，全球首例手术机器人辅助下的人工全髋关节置换术成功开展，这是国际骨科领域的一个里程碑。作为第一个主动型手术机器人，RoboDoc 仍存在诸多缺陷，如手术时间过长，坐骨神经损伤风险较高，系统稳定性不佳等。

1997 年，CASPAR 机器人系统被研制出来，它在设计和应用上与 RoboDoc 系统类似，可以在人工全膝和全髋关节置换术中辅助进行骨面处理。同年，英国帝国理工学院的 Davis 等首次提出了"主动约束"的概念，同时研发了第一代 Acrobot 机器人系统。该机器人手术系统当时并未引起太多关注，直到 2001 年新一代的 Acrobot 机器人问世。这款用于膝关节手术的机器人是第一款真正意义上应用"主动约束"概念的骨科手术机器人，更进一步提高了机器人手术的安全性。此后，各国进一步研究，并相继开发出各自的骨科手术机器人，如美国开发的 MBARS 系统和 CRIGOS 系统，用于辅助髌股关节成形术；韩国开发的 ArthRobot 系统，用于全髋关节置换术；以色列 Technion 公司开发的 MARS 系统等。

2004 年，以色列 Mazor Surgical Technologies 公司以自身开发的 MARS 系统为基础，开发出了 SpineAssist 引导系统。2011 年该系列的第二代引导系统——Renaissance 系统也成功诞生，相较于 SpineAssist 引导系统，Renaissance 系统升级了用户界面和影像软件，可在术中通过 C 臂 X 射线机透视进行三维重建。此外，该系统还搭载着 Hover-T 技术，在术前可用 Hover-T 框架固定在骨性解剖标志上，维持稳定的同时还可以定位患者需手术的脊柱节段，用于脊柱内固定手术中引导内固定置入和固定。

2005 年韩国开始研发 SPINEBOT 系列机器人，目前已有 V1（2005 年）和 V2（2010 年）两代机器人，该系统可以和双平面 O 型臂、外科操作系统相配合，三者组合成一个自动化双平面透视引导机器人系统。2006 年，德国航空航天中心开始研发 VectorBot 系统，其以 Kinemedic 机器人硬件和 VectorVision 光学追踪软件为基础，将二者结合起来以实现术中追踪。

2008 年，美国研制出一款名为 RIO 的机械臂，其与"主动约束"的 Acrobot 系统相似，主要应用于全膝、单膝及全髋关节置换术。和其他针对人工关节置换术的机器人系统不同的是，RIO 配备了实时导航技术，允许外科医生在术中根据手术需要调整患者肢体。RIO 系统需要术者和机械臂配合，共同操作手术器械，并允许操作者在术中实时进行精细调整。临床发现，RIO 系统辅助的关节置换手术的切口更小，恢复时间更短。2012 年，Blue Belt Technologies 公司研制出了 Navio PFS 机器人系统，与 RIO 系统的用途相同，PFS 系统也应用于膝关节置换术中，并可在术中实时追踪并调整钻孔工具的位置。

在脊柱领域中，对机器人系统也同样有着深入的研究。2012 年，瑞士的研究机构报道了 Neuroglide 系统。这是一款针对寰椎和枢椎融合术而设计的螺钉置入系统。2014 年法国 Medtech 医疗公司推出了 ROSA Spine 产品，2016 年通过欧洲 CE 认证。该机器人系统一方面能通过 6 个自由度的机械臂和末端的力学反馈机制识别手术中的异常力学信号，从而提高手术的安全性；另一方面，它能配合 3D-C 臂 X 射线机（或 3D-O 臂 X 射线机）的实时引导进行术中导航；同时，还能实现术中对呼吸系统的实时追踪和补偿。

2017 年，美国 Globus 公司推出的 Excelsius GPS 获得 FDA 批准。Excelsius 不但可以进行实时追踪、运动补偿，还可以通过其机械臂直接经皮置钉，而无需棘突夹固定。

骨科机器人自 20 世纪末发展至今已经有诸多系统在临床中投入使用，其中应用最广泛的 Mazor 系列、ROSA 系列和 Excelsius GPS 均已获得美国 FDA 认证。

第三节　国内骨科手术机器人发展史

我国骨科机器人的研究虽然起步晚，但进展迅速，并取得了较为丰富的研究成果。其中，机器人是科研成果转化为临床生产力的典型代表。

2004 年，为实现术中对靶点的精确定位，北京积水潭医院与北京航空航天大学联合提出一种双平面定位技术（以 2-PPTC 结构为基础），并研制出一种小型双平面骨科手术机器人系统（可以用于不同手术适应证）。自此，我国骨科手术机器人的研发进入了新纪元。同年，北京积水潭医院完成了国内首例机器人辅助下的骨科手术。

2006 年，北京积水潭医院进一步实现了技术突破，完成了国内首例机器人辅助下的人类患者骨科手术，显著推动了该技术的临床转化。同年，该院还成功实施了国内首次远程遥控规划手术技术演示（北京—延安）。此次演示通过北京的远程控制指导延安完成手术操作，为远程骨科手术的可行性提供了宝贵经验。

2008 年，第三军医大学与中国科学院沈阳自动化研究所合作研制了一款微创脊柱手术机器人，其用于手术中辅助医生打孔、减少患者和医生的辐射损伤。

2010 年，郑州大学第一附属医院报道了由其自主研发的无框架脊柱导航手术机器人，可用于引导椎弓根螺钉定位，该系统不需要框架固定、导航注册等环节，而是通过术前 CT 调整 C 臂 X 射线机角度，在椎弓根标准轴位片上用机械臂和尾端呈"十"字状的导针进行定位。

2012 年，香港中文大学威尔士亲王医院研制了 HybriDot 骨科手术机器人，这款机器人由主动、被动混合控制，即人工拖动机器臂进入已定位的手术目标位置，然后由机器人系统自主操纵机器臂进行小范围高精度操作进而完成手术。

2014 年，北京积水潭医院联合中国科学院深圳先进技术研究院开发了一款主、被动一体化的脊柱手术机器人 RSSS（Robotic spinal surgery system）。RSSS 与 ROSASpine 系统类似，它以力反馈系统为基础，额外加装了气钻，主要用于导航辅助下脊柱钉道钻孔，但由于没有搭配相应的导航系统，临床应用较局限。

2015 年，北京积水潭医院和北京天智航公司合作研发的天玑机器人包含了 6 个自由度的机械臂系统、光学追踪系统与手术规划和导航系统。在此基础上，北京积水潭医院主导、多单位配合开发的第三代骨科手术机器人系统（天玑）是国际上首个通用型骨科手术机器人，其亚毫米级的定位精确度足以满足超过 45% 的骨科手术的需求。同年，在该机器人辅助下，北京积水潭医院陆续完成了世界首例术中实时三维影像引导下的机器人辅助脊柱胸腰段骨折微创内固定手术、世界首例术中实时三维影像引导的机器人辅助下寰椎枢椎经关节螺钉内固定术、世界首例术中实时三维影像引导的机器人辅助下齿状突骨折内固定术，其定位精度及临床适用范围均达国际领先水平。近年来，我国借助 5G 技术应用机器人多次进行一站对多地远程控制骨科机器人手术的临床实践，并取得了良好的临床效果。

目前骨科机器人可分为半主动型、主动型及被动型三种类型。

按智能程度划分：①半主动型机器人系统为触觉反馈系统，增强外科医师控制工具的能力，典型方法是将切割体积限制在一定范围内，将切割运动加以约束，此系统依然需要外科医师来操作仪器；②主动型机器人不需术者加以限制或干预，也不需术者操作机械臂，可自行完成手术过程；③被动型机器人系统是指在术者直接或间接控制下机器人参与手术过程中的一部分，例如在术中机器人在预定位置把持夹具或导板，术者运用手动工具显露骨骼表面。

按机器人构型特征划分：①基于工业机器人构型的骨科手术机器人（如 ROBODOC、Acrobot、RIO 等），具备更大的作业空间和操作灵活性，可针对各种置入、骨去除、骨假体置入等手术操作，有更好的通用性；②基于骨安装的微型专用骨科手术机器人（如 Renaissance、PiGalileo OMNIBotics、FPS 等），主要在脊柱手术和全膝关节置换手术中使用；③基于并联结构的骨科手术机器人（如 MART、RAFS 等），主要用于创伤复位等需要大操作力的场合，一般采用主从遥操作控制。

骨科手术机器人的组成大致上可分为控制系统、定位导航系统、机械臂装置以及配套的工具集。

（1）控制系统：这是机器人的核心系统，除了各部件的集成之外，图像处理软件模块、手术规划软件模块、机械臂控制模块所牵涉的算法是各个机器人公司独立研发的核心。图像处理的准确性以及手术规划的合理性，人机交互的高效性都能增加术者对于机器人的接受度，控制模块的算法和医生操作手感密切相关。这是一个难以量化评价的系统，只能通过临床应用来验证。

（2）定位导航系统：该系统根据术前导入的影像形成三维模型，把三维模型与患者的实际体位、空间中手术器械的实时位置统一在一个坐标系下，利用三维定位系统，对手术器械在空间中的位置实时采集并显示，医生通过观察三维模型中手术器械与病变部位的相对位置关系，对患者进行导航手术。主要包括成像模块、追踪模块和显示模块。精度是导航设备的关键性指标，关键技术点有立体定位系统、空间配准技术、多模影像融合。其中空间配准技术和多模影像融合都是通过软件算法实现，而在立体定位系统方面，目前用于手术导航的主要是光学定位，也有部分器械在研究磁导航技术，而机械臂往往采用机械定位（表 1-1）。

表 1-1　主要立体定位方法

定位方法	原理	优点	缺点
光学定位	直接光学传感器识别	可追踪多个目标，手术器械更换方便	光点和光纤容易被遮挡，光线散射误差
电磁定位	器械上的磁传感器将磁场变化转化为电流，反馈到主机	体积小，穿透性强，不被遮挡	工作范围小，磁性物质干扰
机械定位	机械臂的各个关节都安装传感器实现立体空间定位	技术成熟，精度高（0.1～2.5mm）	体积大，灵活性差
超声定位	声波反射定位	价格便宜，校准方便	影响因素多，稳定性差，精度差

（3）机械臂装置：目前应用在医疗机器人上的机械臂主要分为丝传动和齿轮电机传动两种，MAKO 的 Rio、直觉外科的达芬奇机器人都采用丝传动机械臂，优点是体积小，能实现一定程度的力学反驱，机械臂操作的僵硬感比较少，缺点就是钢缆驱动的易疲劳性会影响精确度，需要定期更换。另一种是齿轮电机传动系统，优点是能长期保持精度，缺点是体积较大且操作手感僵硬。

第四节　骨科手术机器人的发展现状

骨科手术机器人按手术类型分为脊柱外科、关节骨科和创伤骨科手术机器人。

一、脊柱外科手术机器人

传统脊柱手术中存在患者个体差异、医生视野受限等原因，导致手术创伤较大、并发症较多，且比较依赖医生的经验，脊柱外科手术机器人将先进机器人技术和医疗技术相结合，可以实现精准、微创的脊柱外科手术，提高手术安全性，同时也缩短了医生的手术学习曲线，提高了手术效率。SpineAssist/Renaissance 脊柱外科手术机器人（Mazor 公司，以色列，图 1-1A）采用 6 自由度 Stewart 并联构型，重量仅为 250g，在手术过程中可以直接放在脊柱上，实现快速安装。脊柱外科手术机器人 MXSE（美敦力公司，美国）将 Stealth 平台、Mazor 机器人技术和智能算法相结合（图 1-1B），该系统可以为医师提供包括术前规划和手术路径的引导和实时可视化信息支持，满足高精度和微创的手术要求。ROSA ONE 脊柱外科手术机器人（捷迈邦美公司，美国，图 1-1C），该系统采用 6 自由度机器臂和力觉反馈技术，可以实现复杂器械操作，在手术中能够动态追踪患者的体位，辅助医师完成手术。我国在北京航空航天大学初始技术的支撑下分别演化和研发了相应的脊柱外科手术机器人系统（天玑，图 1-1D）和佐航（图 1-1E）。

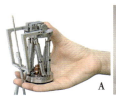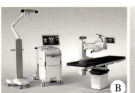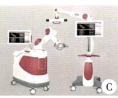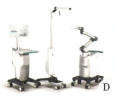

图 1-1　脊柱外科手术机器人

A. Renaissance；B. MXSE；C. ROSA ONE；D. 天玑；E. 佐航。

二、关节骨科手术机器人

因骨质和金属材料一样具备刚性，从工程角度很容易将计算机辅助设计（computer-aided design，CAD）和计算机辅助制造（computer aided manufacturing，CAM）技术迁移到骨科手术机器人中，关节置换手术是机器人研究者关注最多的外科领域，也是目前食品药品监督管理局授权临床许可销售种类最多的机器人。最早研发的关节骨科手术机器人是 ROBDOC（图 1-2A），起源于 1986 年 IBM 和加州大学戴维斯分校联合开发的用于全髋关节置换手术，1992 年成立 ISS 公司开始运营，2014 年更名为 TCAT，整套系统命名为

TSolutionOne，于 2017 年和 2019 年分别获得食品药品监督管理局在全髋和全膝关节手术的重新授权许可。另一款用于关节的典型系统为德国研制的 CASPAR 机器人（图 1-2B），开展关节置换和交叉韧带重建手术，后因销售不佳以及安全事故于 2004 年破产清算。这两款系统主要采用主动方式，在医师监督下完成关节面的高精度切除工作。

1996 年，英国帝国理工学院的 Davis 等研发了用于膝关节置换的 ACROBOT 机器人（图 1-2C），该机器人以手术助手为特征开发，既可以在医师手动控制下按照规划进行作业，又能限制医师手的抖动以及机器人运动的范围，从而达到人机共享方式作业。后来的 MAKO RIO 机器人（图 1-2D）同样强调手感在关节置换手术中的重要作用，提出"触觉交互"的概念，目前该机器人在全球销售 1000 多套，开展 45 万余例手术，成为获得市场高度认可的关节骨科手术机器人。捷迈邦美公司利用已生产的 ROSA 脊柱定位机器人，通过修改末端工具和软件，研发了用于关节面铣削定位的 ROSA Knee 机器人。用于全膝关节置换术的 TiRobot Recon 机器人也采用了这种模式。关节骨科手术机器人体积庞大，给医师和手术室的布局带来很大的影响，一些研究者提出研发基于骨安装的关节置换手术机器人，目前采用 iBlock 机器人的 OMNIBotics 关节骨科手术机器人已获得了授权，该产品源于早期的 Praxiteles 机器人（法国 TIMC-IMAG 和 Neuromotor Control 公司联合研发，图 1-2E）。另外，还有基于传统计算机辅助导航技术，在手术工具上使用机器人技术，研发了基于手持式的用于关节置换手术的 BlueBelt 机器人（图 1-2F），其保障医师手持手术工具在手术边界区域和非手术区域的安全。从目前国内媒体报道来看，主要借助 Kukaiiwa 或类似人机协作机械臂，实现诸如 ROSAKnee 的定位功能，由截骨导板实现关节面铣削，以完成关节置换手术。

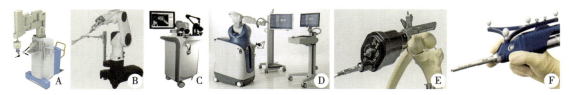

图 1-2　关节骨科手术机器人
A. ROBDOC；B. CASPAR；C. ACROBOT；D. MAKO RIO；E. Praxiteles；F. BlueBelt。

三、创伤骨科手术机器人

鉴于创伤的复杂性，机器人在这个领域的应用也呈多样性。早期的创伤骨科手术机器人主要用于髓内钉内固定等手术，但随着临床对机器人的要求越来越高，其逐渐淡出研究领域。近年来，用于长骨骨折复位和骨盆骨折复位的创伤骨科手术机器人也有一些研究报道，但相对脊柱和关节的仍然很少。国内哈尔滨工业大学团队在国家 863 计划支撑下于 2002 年研制的基于 Stewart 结构的遥控操作正骨手术机器人系统被最早用于实施骨折手术

（图 1-3A）。随后，德国雷根斯堡大学 Füchtmeier 等于 2004 年报道了该团队基于史陶比尔 RX130 工业机器人研制的 RopoRobo 骨折复位系统（图 1-3B）。之后，国内外多家研究机构陆续报道了以长骨骨折复位为主的创伤骨科手术机器人及其系统，如日本大阪大学和东京大学联合研制的串联构型骨折复位机器人 FRAC-Robo（图 1-3C）；德国汉堡创伤医院研制的基于 Stewart 平台的 Intelligent Fixator 骨折复位机器人系统（图 1-3D）；英国西英格兰大学布里斯托机器人实验室基于 Stewart 结构机器人研制的具有 3D 导航能力的 RAFS 骨折复位机器人等（图 1-3E）。国内，中国人民解放军总医院联合北京航空航天大学研发了基于 Stewart 平台的长骨骨折复位机器人 MART（图 1-3F），并成功进入了临床试验。北京航空航天大学联合积水潭医院研发了开口式 Stewart 构型长骨骨折复位机器人（图 1-3G）。香港大学设计了串并联混合的骨干骨折复位机器人（图 1-3H）。除 MART 外，所有系统均处于原型构建或样机初步测试阶段。在更为复杂的骨盆骨折复位手术机器人方面，国外只见一篇关于骨盆复位机器人构型及设计的研究，是由意大利都灵理工大学利用 Stewart 结构构型的骨盆复位机器人的原理样机（图 1-3I）。国内最早见于 2012 年北京航空航天大学和中国人民解放军总医院联合研发的串并联结构骨盆骨折复位机器人（图 1-3J），相比 Stewart 结构有更好的适应性。2015 年，北京积水潭医院联合北京航空航天大学对并联机器人在骨盆复位方面的应用进行了尝试性分析（图 1-3K）。

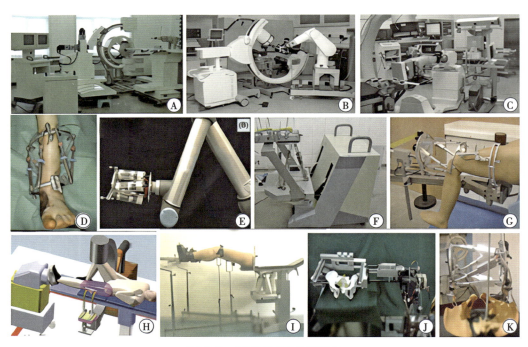

图 1-3　创伤骨科手术机器人

A. 遥控操作正骨机器人；B. RopoRobo；C. FRAC-Robo；D. Inteligent Fixator；E. RAFS；F. MART；G. 长骨骨折复位机器人；H. 骨干骨折复位机器人；I. 并联结构骨盆复位机器人；J. 串并联结构骨盆骨折复位机器人；K. 骨盆复位机器人。

第五节　骨科手术机器人的优势分析

骨科手术机器人的优势相当明显，主要表现在以下 5 点。

1. 术前规划和三维重建使得手术更易于理解　尤其对于年轻医生而言，术前规划系统能让医生直观、全面地理解手术中需要面临的情况。和其他平面媒介所提供的资料不同，三维图像更贴近真实，能有效地缩短医生的学习曲线。

2. 有利于手术的微创化和标准化　骨科机器人手术的高精度可以减少手术创伤，标准化手术规划，造就了标准化的手术结果，避免了人为造成的误差，能提高手术的安全性。

3. 可以减少术中的 X 射线辐射　常规骨科手术中往往需要多次的 X 射线摄片来验证置入物的位置。机器人系统的高精度，以及导航定位系统，都能有效减少不必要的 X 射线照射，对操作者和患者本身都能带来获益。

4. 手术操作者主观体验的改善　现在机器人手术的优势在于改变了传统的操作方式，术者可以在自然站立或者端坐的情况下完成以往需要低头数小时才能完成的手术，并且手术视野和操作空间都有极大的改善。

5. 机器人功能的可扩展性强　科技的发展和时代的进步决定了机器人功能有无限的发展可能，4G 技术就已经能支持远程手术规划，5G 技术可以实现远程手术操作，机器人技术在未来的应用是值得期待的。同时骨科机器人目前仍处于应用和推广的早期阶段，一些问题需要研发者们不断克服。

第六节　骨科手术机器人的展望

1. 精准化、微创化　骨科机器人手术较传统手术的优点在于精确性较高，同时对患者造成的创伤小。目前的骨科机器人仍然存在精确度不足或可重复性较差的缺点，未来骨科机器人的研发进程中精准与微创仍然是首要的发展方向。

2. 智能化　随着计算机软件的开发及人工智能的迅速发展，骨科机器人高度智能化已成为必然趋势。现阶段，主动型机器人仍然存在误操作的风险，相对于半自动型及被动型机器人，其应用较局限。若骨科机器人的高度智能化迅速发展，则精确性、可重复性更高的主动型机器人便有机会成为未来骨科机器人的主流，并可进一步解放医生的双手，提高手术效率。

3. 远程化　随着 5G 技术的发展，骨科手术机器人迎来一个新的发展方向——远程手术。在 5G 技术支持下，远程手术延迟将会在毫秒级，大大提升了远程手术的精确性和稳定性。远程手术的普及在技术上成为可能，为医生异地手术提供了技术支持，使优质的医疗资源能辐射至更广泛的区域。

4. 个体化　不同患者之间存在个体差异，目前仍需要医生根据不同患者的实际情况制定具体的手术方案。应用骨科机器人时，可根据不同患者个体的实际情况制定相应的手术方案，使用合适规格的手术器材进行不同方法的手术操作，从而达到对患者最有利的疗效，以实现个体化手术的效果，这将是骨科机器人的研发趋势之一。

5. 普及化　目前的骨科机器人手术与传统手术相比，成本较高，价格较为昂贵。就我国目前的国情而言，难以实现该手术的全面普及。降低骨科机器人成本的同时，保证机器人手术的高质量和高精度势必成为骨科机器人普及化的重要一环。

第二章
骨科机器人手术管理制度

第一节 骨科机器人手术环境要求

一、手术间

（一）环境要求

骨科机器人手术间应遵循手术室设置的基本原则，布局应符合实现功能流程合理和无菌技术要求。应满足所选医学影像设备场地环境条件要求，尽量和其他区域分开，通常专用一个区域，远离强电磁场干扰源。尽可能地实现术中成像技术、精密立体定位、精密生理监测、数字化信息系统、机器人辅助手术系统、术中远程传输、智能模型手术模拟、增强现实和虚拟现实技术，以满足手术、培训、教学、参观、取证、记录等多方面的需求。

骨科机器人手术室的结构要求应满足下列规定：

1. 因骨科手术机器人多设置机械臂，且机械臂系统需要根据各类手术的特点灵活改变停放位置，还需要在手术区域内安装大型医学影像设备，所以要求手术室必须拥有足够的活动空间。根据所选择的成像系统，建议房间面积至少为 $70m^2$，包括一间控制室，但不包括设备间和准备区。

2. 同时，为保证手术机器人系统各组成部分能够在日常手术期间流畅工作，还要求手术床、手术无影灯、麻醉吊塔、麻醉药品柜、无菌物品柜等的空间摆放位置必须充分考虑到协调性。

3. 为了使床旁机械臂系统能够灵活移动，手术室内四周应尽可能配备足够的电源插座，且电源插座需根据不同手术机器人的要求进行配置，如电压负荷要求和插座形式等。手术室墙面或者吊塔需根据不同手术机器人要求设置信息接口。

4. 手术间围护结构应按卫生职业评价给定的射线防护标准采用铅板或实体墙加防护涂料方式处理。CT、DSA 复合手术室射线防护应符合 GBZ 130-2020《放射诊断放射防护要求》的要求。

5. 手术间的外门上方应设手术工作指示灯和红色安全警示标志灯，与医用放射线设备及电动门联锁控制。

同时需考虑手术量的增长及先进设备的增加，所以在手术室设计时应预留相应空间，以便日后增加设备（图 2-1）。我国目前绝大多数医院都是在原有层流手术室的基础上进行改造而成，如此可以节约成本，同时也可以实现手术室功能的多样化。

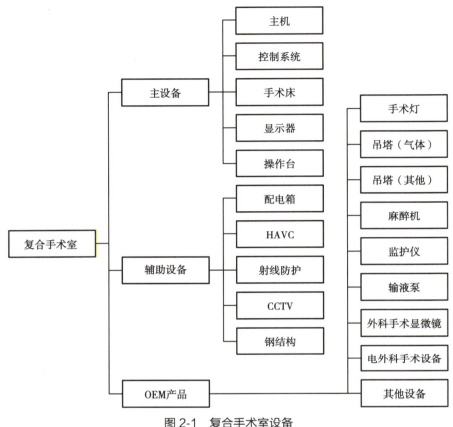

图 2-1　复合手术室设备

（二）手术床

手术床的选择：为满足典型手术的需要，可以使用能让全身覆盖、支持 3D 成像的整张半透射线碳纤维床面。要考虑床的负载，床可调高度和水平移动（浮动），包括纵向和横向的倾斜。其他方面包括有一些适当的有用的辅助程序也是很重要的：如能装配其他手术设备的侧轨，可装配特殊外科设备的导轨（如牵引器、肢体托、相机支架）。

手术室中手术床的位置也影响手术流程。在手术室里手术床应考虑设置在对角线的位置，以便充分利用房间空间，获得更好的灵活性，同样，也能够从各个方向接近患者。

1. OSI 骨盆套件　可以支持患者仰卧、侧卧和俯卧位。使用带有成像顶部的骨盆重建工具包提供了一种骨科手术选择，在骨盆或髋臼骨折切开复位时提供皮肤和骨骼牵引（图 2-2）。

2. MAQUET 骨科牵引架　用于在为患者进行手术前、术中和术后，特别是在进行骨折护理以及进行检查和治疗时直接安置和定位患者腿部或手臂（图 2-3）。

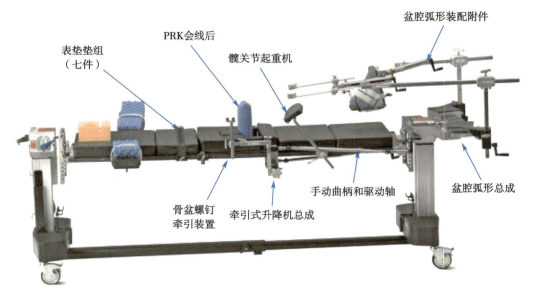

图 2-2 OSI 骨盆套件

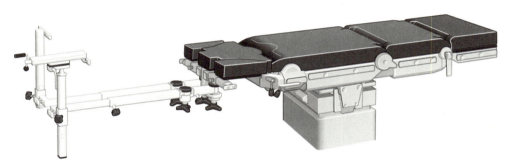

图 2-3 MAQUET 骨科牵引架

（三）移动式成像系统设备

手术室内配合使用移动式成像系统设备，要求应为配合使用的取得医疗器械产品注册证的合格产品。骨科机器人的主控台车与移动式成像系统设备主控工作站之间连接使用时，具体要求为：

1. 接口要求　有模拟图像信号输出接口或者 DICOM 接口。

2. 接收图像要求　透视图像经校正后几何失真率 <3%；术中 3D 图像几何失真率 <1.5%。

二、手术间管理制度

1. 每个手术间设责任护士 1 名，全面负责手术间质量管理。

2. 进入骨科机器人手术间的人员必须遵守手术间管理制度，服从相关人员管理。

3. 建立手术间物品检查登记本，每天由专人对物品进行检查、补充和登记并签名。每周由手术间责任护士负责全面检查，确保术中物品及时提供，防止灭菌物品过期。

4. 手术间物品应做到"四定一整齐"，即定物、定位、定数、定期检查，所有物品摆放整齐，保持清洁，标识明显，私人物品一律不得携入。

5. 每周由专管技师负责各种电路，医用供气、供氧，空调系统等设备运行状况的检查、维护及检修。

6. 日常卫生清洁由专人负责，骨科手术机器人系统必须由经过培训的护士清洁保养。

7. 未经手术机器人系统操作培训的人员禁止启动手术机器人进行操作，防止误操作造成手术机器人的损坏。

8. 手术间门上应悬挂"禁止参观"的明显标识，以确保手术间的安全管理。

9. 骨科手术机器人控制台、床旁机械臂、成像系统应定位放置，禁止随意更换存放位置。

10. 每天第一台手术前对系统进行功能性和安全性的检测，确保系统的正常运行且所有与安全相关的功能正常。

第二节　骨科机器人手术人员配置要求

一、手术室护士的要求

1. 配合机器人辅助手术的护士需经过严格的机器人手术系统专业培训，熟悉设备和仪器的性能，能熟练正确配合医生的操作，能辨识常见的系统故障。

2. 护士需要与手术团队默契配合，保持沟通交流，具备应变能力和学习能力，思维方式由单向思维向多向思维及空间思维发展，使护理配合紧跟手术团队的整体步伐，真正体现手术室护理的价值和作用。

3. 骨科机器人手术准备工作烦琐、安装调试耗时长，护士需要不断强化练习，明确分工并优化流程，高效完成系统的前期准备工作，提高手术配合的流畅度。

4. 护士需要具备一定的医学英语基础，能理解各种系统报警、出错的英文提示和使用说明书，能查阅国外的专业文献，为提高工作质量和效率打牢基础。

二、成立骨科机器人手术管理小组

岗位设置采用护士长、高年资护理人员、低年资护理人员的三级架构进行人员安排，明确划分责任和工作区域。

配护士长 1 名，其职责主要为统筹和管理，确定各项制度和流程。机器人专科小组组长 1 名，主要负责监督制度和流程的落实、器械的管理、手术资料的登记收集等。专科组员若干名，负责具体配合手术，协助组长，组员可根据具体情况设立固定组员和轮转组员，固定组员相对固定专科，轮转组员由在手术室工作 3 年以上的护士承担。

三、培训模式

护理人员培训按"医护技一体，专人专职"的管理模式，实施医护技团队仿真模拟培训。

根据拟定开展机器人手术的专科情况，选拔有丰富操作经验的护士，与手术组医生一起进行专业和系统的培训，掌握机器人手术配合相关的理论知识与操作技巧，并获取相关资质。取得资质后的医护人员，组成医护一体的机器人专科小组，一同经历磨合期和学习曲线初步阶段，共同成长和成熟。

在护理团队建设初期，重点在于培训与磨合，培训多名能够熟练掌握机器人护理配合的人员，并与手术团队进行专职磨合，为该术式的顺利开展提供护理技术支撑。

随着手术量的增加、经验的积累，需不断充实机器人手术护理队伍。可以在机器人工程师和手术医生的合作下，制定机器人手术团队的培训计划，并逐步选拔和培养更多的手术室护士参与机器人手术。机器人手术团队应针对不同的手术名称和手术方式共同确定各系统的布局、体位的摆放、麻醉插管类型、使用机械臂的数量及位置、电外科设备及手术器械的选择等，制订相对固定的规范和流程，不断优化以达到更高效的配合。

第三节　操作标准化管理

本节内容以产品说明书及相关文献为基础，结合厂家工程师及多家医院临床使用者的反馈，从设备、人员、环境及操作方法四个方面对骨科手术机器人的使用进行了细致梳理。通过分析，我们认识到骨科手术机器人存在一定的技术固有风险，同时临床应用的安全性还受到人为操作规范、消毒灭菌和使用环境等多重因素的影响，需要全面评估并加以管控。

针对风险分析结果，护理工作围绕配合流程、消毒灭菌、质量维护及应急处理等各环节，制定了相应的风险控制措施。针对骨科机器人辅助手术，形成了规范的护理标准操作程序，由专科护理人员严格执行，对照实施，确保手术过程安全有序，促进护理质量持续提升。

评价指标包括：护理并发症（皮肤压疮）发生情况、感染控制情况、机器人设备的使用方法、术前仪器的准备工作、体位的安置、术中器械的更换、故障排除、机械臂碰撞问题、患者安全、机器╱器械故障发生情况、术后机器设备的撤离归位、器械的清洗消毒工作。

一、空间布局

主控台车放置在无菌区域以外，人员走动少，相对独立、安静的位置，并且主刀医生能够直接观察到整个手术区域，方便与手术团队交流。光学跟踪系统和主机与机械臂摆放在无菌区域内，靠近手术床，保证机械臂有足够的移动空间和活动范围，不影响助手和洗手护士的站立。周匝环境留白，以便当出现紧急情况如术中需要中转时，能够快速、安全、便捷处理。移动式 X 射线诊断设备（C 型臂）摆放在无菌区域外，满足主刀和助手术中观察手术进展的需求，与主控台车系统线缆连接长度适宜。

二、线路管理

骨科手术机器人系统线路繁多，巡回护士应当根据不同手术合理布置各线缆，避免线缆阻挡通道，防止拉坏线缆，误拔电源等问题的出现。将各线路、线缆贴上相应的标识名称，整齐有序悬挂各线路线缆，方便下次使用。制作机器人电源插座专用插孔标识和警示提醒标识，防止插错、误拔。手术中，在保证线路长度足够的情况下将各线路线缆尽量靠墙铺设，若在人员走动区域范围内的，可使用线路保护盖进行保护。所有线路线缆使用清水湿布擦拭，忌使用刺激性的化学消毒剂清洁。术后及时整理机器人系统，放置于妥善处。使用区域位置贴，保证仪器设备定点定位放置。

三、感染控制

严格按照标准处理流程，清洗、包装、灭菌、存放机器人器械和各种可重复使用的附件（包括各种线缆、闭孔器、套管等）。

1. 内窥镜　完成清水擦拭，清水冲洗，水枪喷洗，清水冲洗，干燥的流程，按规范将内窥镜放入镜盒中盘绕整理，低温等离子灭菌处理。

2. 器械　完成清水浸泡，水枪喷洗，刷洗，洗酶超声机洗，清水漂洗，干燥的流程，放置于抗压的盒子中，根据手术量和需求量合理选择不同的包装方式（布包或无纺布包），使用热消毒及高压蒸汽灭菌。

3. 附件　各种线缆采用清水湿布擦拭，酒精擦拭，擦干的流程；其他附件同普通器械清洗；热消毒或低温等离子消毒。

4. 专人管理　采取专人管理模式，对机器人器械耗材进行合理分配、存放、登记、维护、保管等。

5. 定期监测　定期采用生物指示剂对器械、内窥镜、各附件进行监测，确保灭菌合格，严格把控品质。

四、精度控制环节

使用骨科手术机器人时最高的风险为超出规定范围的机械臂运动轨迹偏差，该风险多源于骨科手术机器人各部件的长期磨损和老化。为了及时地识别该风险，每半年技术人员需应用专用检测工具验证机械臂运动轨迹精确度，专用检测工具包括模拟人体脊椎结构的测试工装和模拟骨科置入物的探针。验证过程为机械臂根据规划好的运动轨迹，将探针按照先后顺序分别通过工装的左侧和右侧入口接触到工装下部模拟患处的小白球。若这两次探针均能接触到小白球，则证明规划轨迹与机械臂运动轨迹一致，即检测结果合格。

五、应急处理环节

骨科手术机器人价格昂贵、体积较大，多数医院无备用机。若术中突发故障则可能导致手术被迫中断或时间延长，这会严重影响手术安全性和治疗效果。对于参数设置错误导致的故障，若处理得当，则可在短时间内消除。因此，笔者团队针对故障制定了相应的应急处理流程图（图 2-4），罗列出可能的故障原因及处理方法，按照由易到难的检查顺序引导医护人员在短时间内判断、分析和排除故障，力图将突发故障对手术的不良影响降至最低。

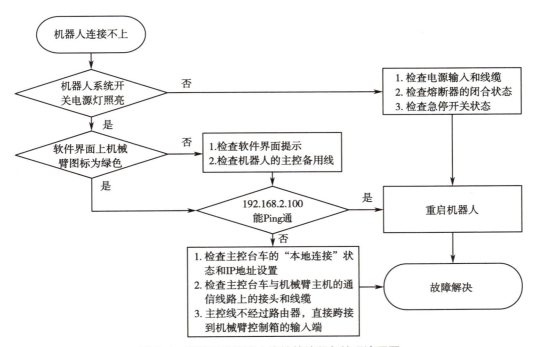

图 2-4　骨科手术机器人连接故障紧急处理流程图

第三章

骨科机器人仪器设备的管理

第一节　骨科机器人仪器设备的组成

一、概述

骨科手术机器人主要由主体、手术配件器械、工具盒组成，本节主要对骨科机器人手术仪器、设备进行识别及简介。

以某国产骨科机器人为例，该机器人系统包括空间映射、路径规划、路径定位等 3 个方面的功能，是一种基于术中 3D 图像进行手术空间映射和手术路径规划的机器人定位系统（图 3-1）。该系统主要由手术计划和控制软件系统、机器人、光学跟踪系统组成。手术计划和控制软件具有自动识别 3D 图像中的体表特征标记点的功能，并通过标志点配准原理实现患者空间、机器人空间、图像空间的坐标映射。机器人具有一个 6 自由度串联机械臂，臂长超过 800mm，在术中完成定位标尺（体表标志点安装装置）支撑、手术路径定位、导针把持等功能。机器人具有主动定位和人机协同运动功能，可以通过结合医生拖动的粗定位和机器人主动定位的精定位，实现安全准确的手术定位。光学跟踪系统提供患者和机器人位置实时跟踪数据，手术计划和控制软件系统根据这些数据实时计算手术工具与规划的手术路径的相对位置，并据此控制机器人运动，实现手术工具位置的定位补偿。

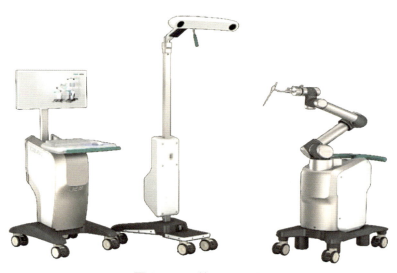

图 3-1　骨科机器人系统

二、仪器设备的组成

一台骨科机器人、关节机器人主要由机械臂、光学跟踪相机、移动操作平台与计算机系统、基座组成。

1. 机械臂相当于人的"手"（图3-2、图3-3）。

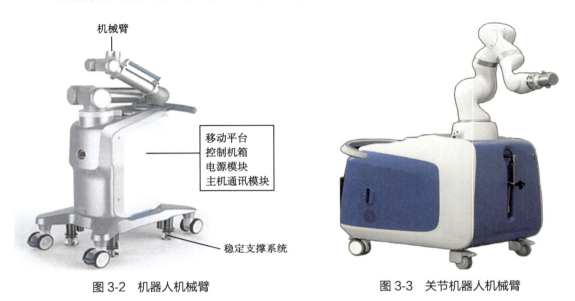

图 3-2　机器人机械臂　　　　　　　　　　　　　图 3-3　关节机器人机械臂

2. 光学跟踪相机相当于人的"眼睛"；移动操作平台与计算机系统相当于人的"大脑"（图3-4、图3-5）。

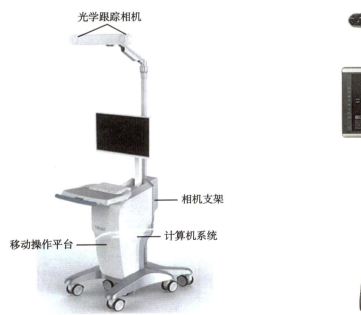

图 3-4　骨科机器人光学跟踪相机与移动操作平台　　　图 3-5　关节机器人光学跟踪相机与移动操作平台

3. 基座与机械臂连接，是手术工具的安装基座，具有分别与机械臂和导航定位手术工具连接的接口（图 3-6～图 3-9 ）。

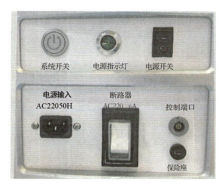

图 3-6　骨科机器人主机接线面板

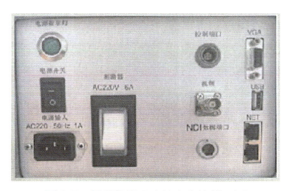

图 3-7　骨科机器人主控台车接线面板

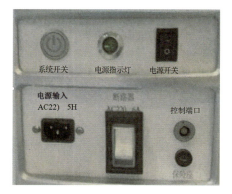

图 3-8　关节机器人主机接线面板

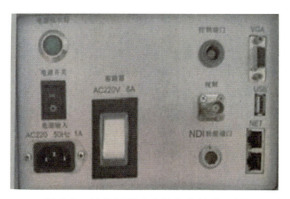

图 3-9　关节机器人主控台车接线面板

三、相关配套设备

1. C 臂 X 射线机（图 3-10、图 3-11 ）。

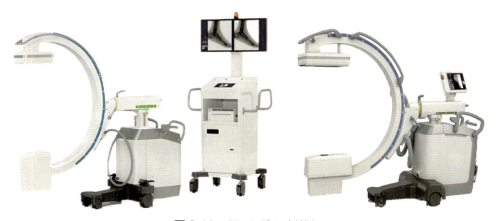

图 3-10　2D-C 臂 X 射线机

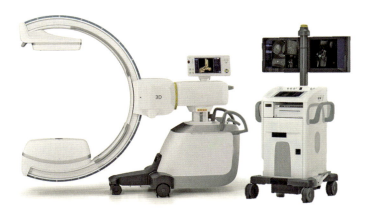

图 3-11　3D-C 臂 X 射线机

2. 手术床（图 3-12）。

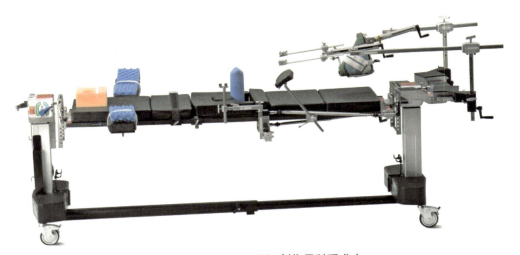

图 3-12　Mizuho OSI 创伤骨科手术床

第二节　骨科机器人仪器设备的操作流程

一、骨科机器人仪器设备的操作流程

（一）术前准备

1. 连接电源和数据线，按照线材类型点对点连接；术前检查机器人设备是否齐全，机器人、主控台车、光学跟踪相机、C 臂 X 射线机等设备，接通电源，连接各设备，检查设备功能是否正常（图 3-13、图 3-14）。

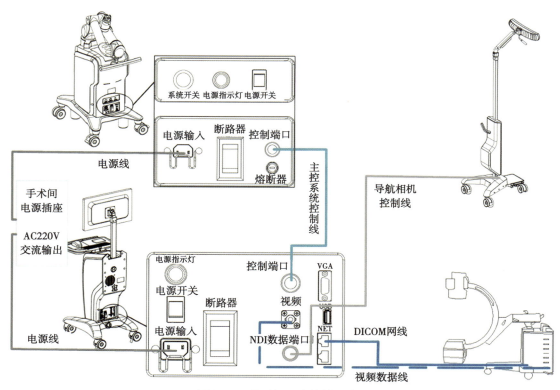

图 3-13　骨科机器人接线示意图

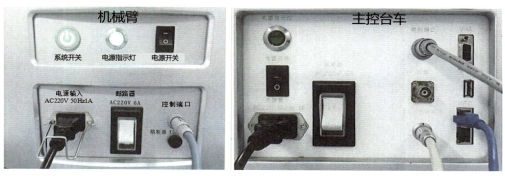

图 3-14　机械臂与主控台车接线示意图

2. 登录系统，录入病历资料及手术工具并选择（图 3-15）。

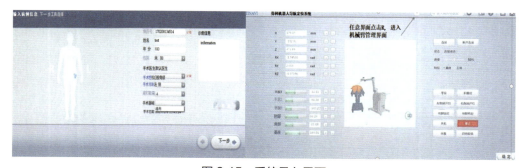

图 3-15　系统录入界面

（二）术前影像采集

根据手术要求摆放 C 臂 X 射线机，采集患侧股骨颈正、侧位图像，判断是否进行闭合复位，如不需要复位，且满足闭合内固定手术要求，可进行下一步。

（三）患者麻醉和体位固定

根据患者手术类型选择麻醉方式、手术床及手术体位，手术体位需满足 C 臂 X 射线机、机器人的摆放位置，并安全固定好。

根据手术部位手术方式选择相应的体位。如股骨颈骨折患肢选择仰卧于牵引床上，双腿叉开，满足 C 臂的摆放空间，行常规复位；脊柱手术患者，俯卧于脊柱双杆床上，腹部悬空，术区上下部位用约束带固定，使用软垫保护胸壁和髂骨。

（四）机器人摆放及手术室布局

机器人的摆放要符合术中机械臂的操作要求，根据手术的部位选择相应合适的位置：如股骨颈手术的患者，机器人摆放在患者患侧合适位置，光学跟踪相机放置在手术床尾端合适位置（其他手术体位可参考本书后面章节具体内容）。

（五）仪器无菌套的使用

常规消毒铺单，并安装专用无菌套。将无菌套非开口一角与无菌固定套环卡紧，连接机器人跟踪器，卡紧后将环内无菌套部分剪除。洗手护士手握机器人跟踪器，辅助人员持专用无菌套开口边缘，套在机器人和机身上。旋紧导向器基座螺钉，确认安装牢固。

（六）安装机器人示踪器，确认安装牢固（图 3-16）

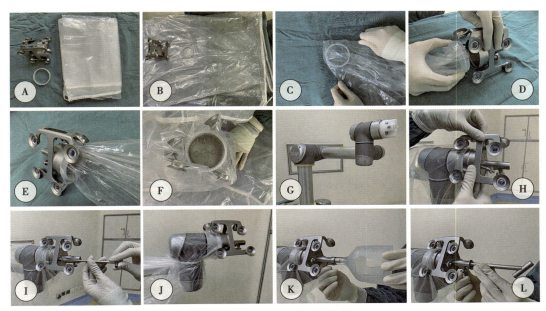

图 3-16　机器人跟踪器安装步骤

A. 物品准备；B. 在无菌台上打开一次性无菌保护套；C. 将固定套环置于保护套内一角；D、E. 用固定套环将无菌保护套固定在机器人跟踪器基座上；F. 在无菌台上反转保护套，用手术刀沿固定套环开口；G. 展开机械臂；H. 将准备好的机器人跟踪器隔着无菌保护套对位连接于机械臂上；I. 拧紧固定机器人跟踪器；J. 用胶圈将无菌保护套束于机械臂远端关节；K. 连接双平面标定器，拧紧；L. 采图后，更换导向器。

（七）患者跟踪器的安装

以股骨颈骨折为例：在患侧髂前上棘置入半螺纹针；将患者跟踪器旋紧安装在半螺纹针上，并将反光球朝向光学跟踪相机方向。患者跟踪器应与半螺纹针紧密连接，避免松动、转动（图 3-17）。

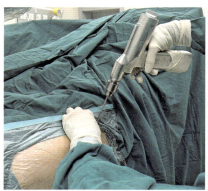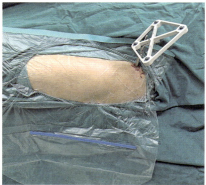

图 3-17　安装患者跟踪器

（八）定位图像的采集与传输

安装牢固定位标尺，C 臂依次调整到股骨颈正位和侧位采集图像位置。

术者依次拖持机器人使定位标尺在透视视野中，依次采集满足定位要求的透视图像（图 3-18）。

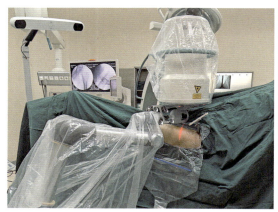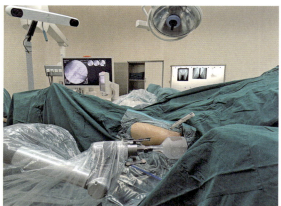

图 3-18　定位图像的采集

（九）规划手术路径

采集正侧位图像、标记点识别。激活正位图，移动鼠标至入针点，按下鼠标左键拖拽至出针点，同理进行其他螺钉拖拽。激活侧位图，同法进行侧位图螺钉拖拽。经术者确认规划位置（图 3-19）。

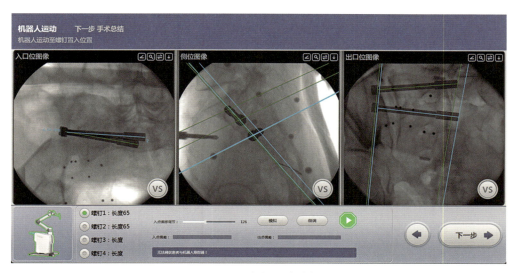

图 3-19　规划手术路径

（十）机器臂的运行

拖持机器人至预置钉姿态，使机器人示踪器被光学跟踪相机所见。选中所要运行的虚拟螺钉，点击运行按钮，进入机械臂运行模拟界面，调整偏移量和偏转角度。使机器人先运行到最长距离位置，此时做经皮切口。再逐步接近最短距离位置，微调路径（图 3-20）。

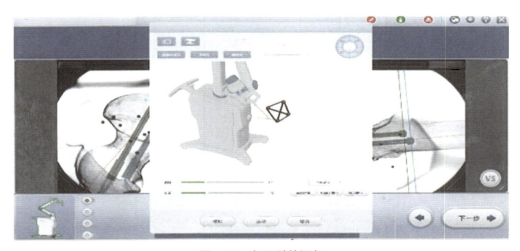

图 3-20　机器臂的运行

（十一）导针置入

将套筒放置在导向器中，确认精度，钻入导针到合适深度。同理置入其他导针（图 3-21）。

（十二）机器人导航结束

撤离机器人至其他安全无菌区，机器人导航结束。

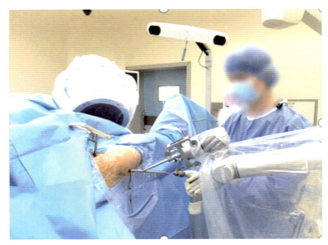

图 3-21 置入导针

（十三）透视验证导针位置

采集正侧位透视图像验证，所有置入导针安全并满足手术要求（图 3-22）。

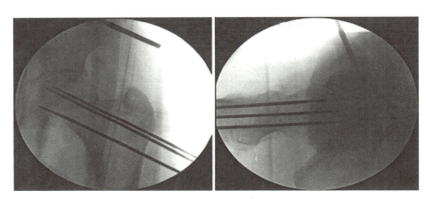

图 3-22 透视验证

（十四）保存手术规划设计，置入内固定物

以股骨颈骨折为例，术者徒手沿置入导针依次拧入空心螺钉，透视验证螺钉位置满意（图 3-23）。

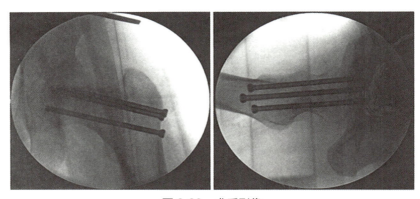

图 3-23 术后影像

二、骨科机器人仪器设备使用注意事项

(一) 术前准备

1. 检查设备是否齐全，包括 C 臂 X 射线机、工具包、机器人（光学跟踪相机、主控台、机械臂、全套线缆、无菌套）。

2. 将机器人连线、提前开机。C 臂 X 射线机开机。在机器人和 C 臂 X 射线机录入患者信息。

3. 正确摆放手术体位，以下肢牵引位为例，摆放时需将患者双脚叉开牵引固定，健侧尽量外展，避免侧位拍摄时的角度空间不够。以俯卧位为例，患者水平放置于床的正中，并使用腹带等进行术区上下的固定。

4. 要选择正确的配套工具，以免影响术中规划。

5. 下肢牵引位，机器人展开后放置于患者的患侧。

6. 患者跟踪器固定于半螺纹针，半螺纹针于手术开始铺无菌单后（预留患侧髂前上棘勿覆盖）。患侧髂前上棘处半螺纹针尽量垂直一些，避免光学跟踪相机无法捕捉患者跟踪器。半螺纹针置入后测试螺钉是否牢固，不能出现旋转。

7. 患者跟踪器一旦固定于半螺纹针，一定注意不要触碰示踪器，尤其注意调节透视机管球时。如果患者跟踪器不慎触碰则必须重新稳定示踪器，重新采集图像，再次规划路径。

(二) 手术采集图像前准备

1. 常规消毒铺单，在术区患侧髂前上棘附近的位置切口，并安装固定患者跟踪器，NDI 激光点对位（激光点对位到患者跟踪器后，调整 NDI 角度指向机械臂运行位置，给予机械臂更多的活动空间）。

2. 拍摄正位时，注意标尺对患者跟踪器的遮挡。如果采集图像后正位跟踪器遮挡，可在两个跟踪器保持空间位置不变的前提下，卸下定位标尺。

3. 股骨颈手术 C 臂 X 射线机摆放在患侧尾端，此时透视股骨颈正位像时 C 臂双管球轴线与地面垂直，放射源发生器位于股骨颈下方，放射线接收器位于上方。透视股骨颈侧位像时 C 臂双管球轴线与地面水平，放射源发生器位于脚端，即两腿之间，注意不要撞击患侧下肢造成骨折，放射线接收器位于髋部头端外侧。

(三) 手术图像采集

术中注意反光球的遮挡：无菌套容易出现遮挡反光球的情况，此时将无菌套进行反折或塞压，将反光球暴露。

(四) 机器人运行

卸掉标尺。术者将机器人机械臂摆放到预估的置钉位置或通过计算机运行到预置钉姿态。点击运行，通过运动模拟确认机器人目标位置无误。如姿态不对，则通过软件调整

机器人角度信息和距离信息。在术者监督下，机器人运行到位，软件中显示导航线将与规划位置重合。安装导向器，将套筒插入导向器，在与皮肤接近的位置用尖刀作切口，将套筒置入组织中，直至套筒尖端抵紧入钉点骨面。将合适规格导针插入套筒中，导针抵至骨面，此时如发现导航线与规划线位置误差较大，可点击直线运行进行微调，直至误差在可接受范围内。导针钻入合适深度，股骨颈正侧位透视下监视导针置入合适长度。

（五）配套工具的使用

1. 术中所有的手拧螺钉松开完成调节后必须锁紧，防止在使用过程中出现晃动，以免影响设备精准度。

2. 手术器械采用高温蒸汽灭菌以及低温等离子灭菌。其中绑带和硅胶套为可拆卸部件，根据器械材质选择对应的灭菌方式，以免造成损坏。

3. 绑带和硅胶套经多次高温蒸汽灭菌后可能发黄，须重新购买更换。

4. 金属器械如发现有锈蚀迹象或螺纹损坏，应立即停止使用并报告维修，以确保患者的安全。

5. 其他配套工具严格按照厂家使用说明进行使用。

第三节　骨科机器人仪器设备的常见故障及维护

一、常见故障

（一）主控台／机械臂主机未能正常通电（图 3-24）

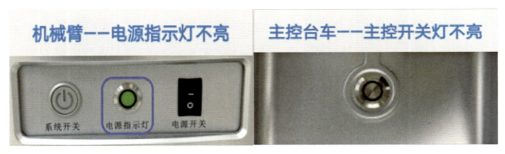

图 3-24　机器人机械臂与主控台车电源开关

主控台／机械臂主机电源指示灯不亮，主要原因如下：

1. AC220V 电源线未连接到手术室电源插座。

2. 主控台车或机械臂主机的电源线插座未插紧。

3. 白色断路器未被"向上按下"，向上为常闭合。

4. "电源开关"按键或指示灯损坏,请报修。

(二)光学跟踪系统异常

1. 光学跟踪系统启动失败,检查光学跟踪相机电源供电、光学跟踪相机与主机通讯线是否连接正常(图 3-25)。

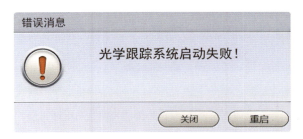

图 3-25　光学跟踪系统启动失败

2. 光学跟踪相机接通电源后,由于温控平衡的需要,电源指示灯先闪烁 1～2min,再变为常亮,属于正常工作状态(图 3-26)。

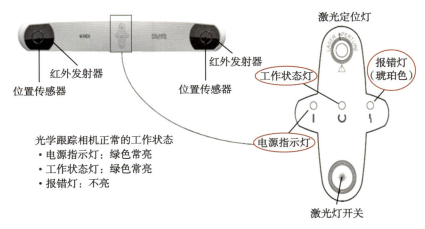

图 3-26　光学跟踪相机

3. 当电源指示灯和工作状态灯显示正常,但界面上两个示踪器的图标为红色,请尝试更换光学追踪系统备用通信线。

4. 若琥珀色故障灯常亮,光学跟踪相机硬件损坏,需联系售后维修。

(三)其他常见故障

1. 工具包光学追踪器玻璃球磨损。

(1)日常手术使用及术后维护清洁时,需注意保护光学追踪器的玻璃球,避免与硬质器械发生磨蹭刮损。

(2)出现磨损严重的情况,需及时联系厂家工程师进行维护更换,避免影响术中使用。

2. 机器人识别二维图像时有时无法自动配准,或者不能有效匹配在理想位置,需要手动进行配准。手术铺巾造成障碍遮挡等，光学跟踪相机进行采图时存在微小误差。

3.界面上机械臂跟踪器不可见。

（1）调整机械臂跟踪器位置（图 3-27）。

（2）无菌套遮挡机械臂的跟踪器。

（3）重启光学跟踪相机光学跟踪系统。

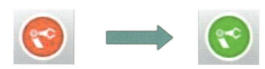

图 3-27　机械臂状态图标（绿色为正常）

4.C 臂 X 射线机三维图像采集后，由于图像数量不够，重建后的图像无法被机器人识别。

5.机械臂运行时有时角度方位受限，达不到规划的理想位置，出现安全停机。

6.手术床过宽，在 C 臂 X 射线机三维图像采集时，容易碰撞手术床，无法完成运转，采图失败。

二、维护及保养

由于骨科机器人设备及器械的价格较昂贵，设备精密度较高，维修周期长、难度大、成本高，所以需要加强对器械的保养和检修，以降低器械失灵率和故障率。

仪器设备应当定期进行维护。报废产品应按国家卫健委规定的医疗垃圾处置方法进行处理。注意事项如下：

1.所有仪器设备应遵循 6S 管理方法（即整理 seiri、整顿 seiton、清扫 seiso、清洁 seiketsu、素养 shitsuke 和安全 safety）进行日常维护，实施定点、定位、定人管理，并定期进行清洁与保养，以确保其性能稳定和延长使用寿命。

2.手术结束后，机器人所有线路按厂家说明进行收纳，机械臂折叠位存放，避免重压。

3.所有机器人仪器设备存放于干燥阴凉处，并锁定万向脚轮刹车，避免因人为不小心触碰，导致设备滑动与墙体发生碰撞，造成磨损。

4.日常使用后的清洁消毒，注意保护玻璃球、标定器，避免人为造成磨损，影响仪器精准度。

5.日常使用注意避免碰撞和划伤光学跟踪系统的红外镜头。

6.日常可使用中性或含氯清洁剂擦拭设备外壳，注意通风，保持设备外壳干燥。

7.如发现导航定位工具包任一零件出现破损、断裂、变形、连接不牢固或反光球磨损等情况，应立即终止使用。

8.所有机器人使用人员必须经过专业的培训考核，禁止未经培训人员使用。

第四章

骨科机器人器械的清洗、消毒及灭菌

第一节 骨科机器人的手术器械

一、基础手术器械

随着智能骨科机器人广泛应用，常规手术实现微创化、关键操作智能化、复杂手术安全化，手术所需的基础器械也相应地减少，极其精简，主要基础器械见图4-1；具体基础手术器械可根据手术部位、手术方式进行对照使用（具体的器械参考本书后面章节相关内容）。

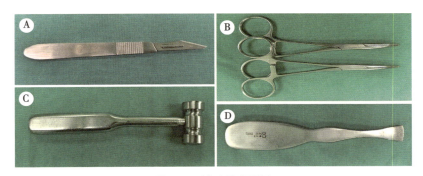

图 4-1 基础手术器械

A.手术刀；B.止血钳；C.骨锤；D.骨膜剥离器。

二、骨科机器人专科手术器械

（一）骨科机器人导航定位工具包

1.骨科机器人二维导航定位工具包 适用于股骨颈骨折、骨盆骶髂螺钉内固定、骨盆前柱后柱螺钉内固定以及四肢常见骨折等（图4-2、图4-3）。

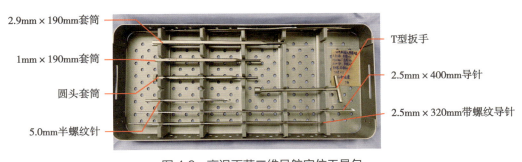

2.9mm×190mm套筒
1mm×190mm套筒
圆头套筒
5.0mm半螺纹针
T型扳手
2.5mm×400mm导针
2.5mm×320mm带螺纹导针

图 4-2 高温灭菌二维导航定位工具包

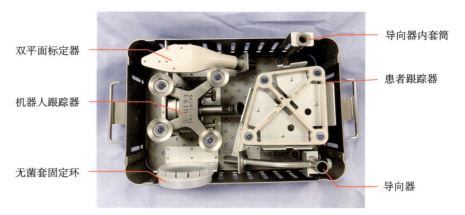

双平面标定器

导向器内套筒

机器人跟踪器

患者跟踪器

无菌套固定环

导向器

图 4-3　低温灭菌二维导航定位工具包

2. 骨科机器人三维导航定位工具包　适用于骨盆、脊柱或其他需要三维导航定位的骨科手术（图 4-4、图 4-5）。

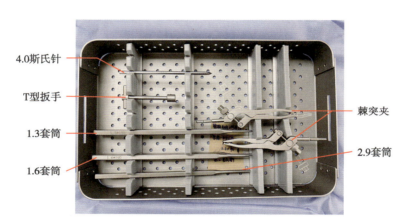

4.0斯氏针

T型扳手

1.3套筒

1.6套筒

棘突夹

2.9套筒

图 4-4　高温灭菌三维导航定位工具包

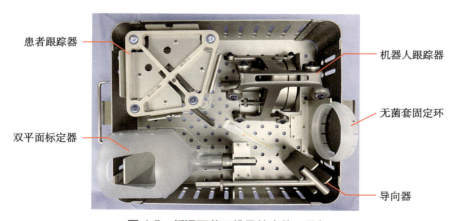

患者跟踪器

机器人跟踪器

无菌套固定环

双平面标定器

导向器

图 4-5　低温灭菌三维导航定位工具包

（二）具体手术器械配件名称及用途（表4-1）

表4-1　手术器械配件名称及用途列表

名称与用途	二维导航定位工具	三维导航定位工具
跟踪器：可被光学跟踪器系统识别的机械装置，具有多种规格	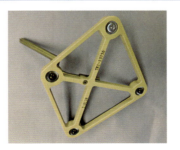 患者跟踪器 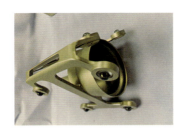 机器人跟踪器	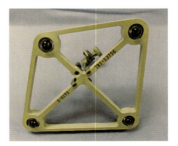 患者跟踪器 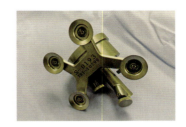 机器人跟踪器
无菌固定套环：用于固定机器人无菌保护套，连接于机器人跟踪器与机械臂之间	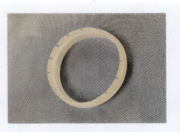 无菌固定套环	
标定器：用于空间坐标标定的机械装置	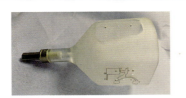 双平面标定器	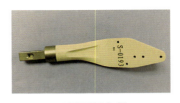 双平面标定器
导向器：安装在机械臂末端，用于实现手术路径定位的导航定位手术工具	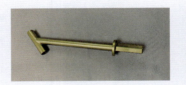 导向器	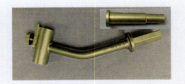 导向器内套筒、导向器

名称与用途	二维导航定位工具	三维导航定位工具
半螺纹针/斯氏针：用于固定患者骨质，连接固定患者跟踪器	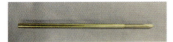 半螺纹针	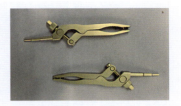 4.0 斯氏针
棘突夹：用于固定患者棘突，连接患者跟踪器	/	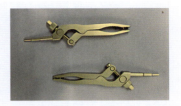 棘突夹
T型扳手：用于松紧机器人跟踪器机座/棘突夹的把手	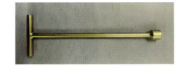 T 型扳手	T 型扳手
套筒：与引导器配合，用于实现导针定位和把持的机械装置，与患者组织短期接触具有多种规格	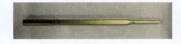 2.9 套筒	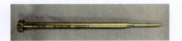 2.6 套筒
导针：与套筒、引导器配合，用于实现内固定置入物的导向作用	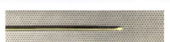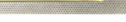 2.9 螺纹导针	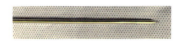 2.5 螺纹导针
一次性无菌保护套：120cm × 150cm	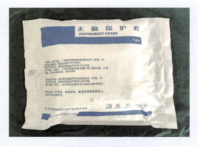 一次性使用无菌保护套	
布巾固定带	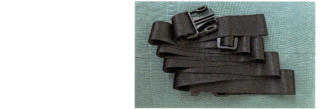 布巾固定带	

第二节　清洗、消毒及灭菌的基本原则和要求

一、骨科机器人手术器械的清洗

（一）基本原则

骨科机器人手术器械在使用后回收时，必须先进行彻底清洗，并应该遵循及时、正确和有效的手术器械清洗原则。

（二）要求

骨科机器人手术器械清洗工作流程包括分类、浸泡、清洗、漂洗、干燥等环节。每项工作流程都有相应的操作要求及质量标准。由于骨科机器人手术器械具有精密度高、材质特殊、容易受损，以及结构复杂易残留污染物，价格昂贵不易替代等特点，对清洗的工作环境、清洗工具、清洗剂的选择都有着相应的要求。建立良好的清洗工作流程，规范清洗流程中每个环节的技术和方法。规范的清洗流程不仅能减少器械损伤，还能保证清洗质量和灭菌效果，这是控制感染的有效手段。此外，骨科机器人手术器械的清洗由经过专业培训的护士进行，这对骨科机器人手术器械的清洗质量有着重要保证。

（三）清洗的方法

骨科机器人手术器械包括普通的金属器械以及特殊材质的高精密度器械，不同的材质对清洗的方法选择有着不同的要求。

普通的金属器械（见图 4-1），高温灭菌导航工具包（见图 4-2、图 4-4）如定位骨针、导向套筒、金属套筒把手等可在流动水下冲洗或使用高压水枪进行冲洗，把器械浸泡在多酶溶液中，使用毛刷刷洗，再使用纯净水流动冲干净器械上的多酶溶液及污物。可使用干净棉布擦干，或使用高压气枪吹干，或将器械放入精密器械干燥盒后使用干燥风干机进行干燥。也可采用超声波清洗、清洗消毒器机械清洗等方法。

而特殊材质的骨科机器人手术器械，如低温灭菌导航工具包（见图 4-3、图 4-5），造价昂贵且精密度高，对其清洗方法的选择，要注意清洗处理过程中不可对器械造成刮花、磨损以及破坏器械完整性，以免影响机器人手术器械的重复使用。

（四）回收清洗

骨科机器人手术器械回收后，要用光源放大镜或目视检查其完整性及功能，污染度等情况，根据手术器械材质、结构及污染度选择相对应的清洗方法；对于金属类器械，要在流动水下冲洗，把器械放在多酶溶液中泡洗，有管腔的器械使用管腔专用毛刷刷洗。其他结构污染不严重，采取纯净水流动冲洗；有血迹的可用浸有多酶溶液的棉布抹洗，然后用纯净水流动冲洗，再使用干燥棉布抹干或低压气枪吹干；特殊材质的精密玻璃珠要用棉签轻柔抹洗玻璃珠表面血迹和污迹，纯净水流动冲洗，再用干棉签抹干玻璃珠或用镜头纸包

住棉签抹干，防止玻璃珠刮花，产生痕迹，动作轻柔，避免对定位"玻璃珠"造成磨损，清洗完成后注意检查器械完整性，检查接头处螺丝有无遗失，特别是定位"玻璃珠"数目是否齐全。

结构复杂的机器人手术器械，其玻璃珠处理方法同上；对于污迹不是很严重的部位，在纯净水下流动冲洗，棉签抹干，尽量不用手接触玻璃珠，以免影响手术精准度。

二、骨科机器人手术器械的消毒

骨科机器人手术器械作为复用器械，在使用回收清洗后进行消毒的目的是防止包装过程中工作人员及清洁物品被病原微生物污染；保持工作环境清洁，避免物品再次交叉感染。骨科机器人手术器械常用的消毒方法有热力消毒、化学消毒及物理消毒。

（一）基本原则

由于骨科机器人手术器械具有精密度高、材质特殊的特点，进行消毒前必须先彻底清洁。然后根据器械的不同材质选择对应的消毒方法。对于耐高温、耐湿的金属器械，首选热力清洗消毒方法，消毒后需要进行灭菌处理。对于不耐高温或耐湿的器械使用化学消毒法，如清洗干净后使用75%浓度酒精擦拭消毒。

（二）要求

由于骨科机器人手术器械具有精密度高、材质特殊等特点，进行消毒前必须先彻底清洁。

三、骨科机器人手术器械的灭菌

骨科机器人手术器械灭菌时，首选压力蒸汽灭菌。而对于不耐湿或不耐高温的机器人手术器械，选择低温化学灭菌，要充分了解其灭菌的局限性和不稳定性，正确使用不同种类的灭菌方法，确保手术及患者安全。

四、工具包检查、包装

1.检查器械零部件是否齐全，反光球表面是否被磨损。

2.按顺序及固定位置插放手术导航定位工具，不得随意摆放。

3.对于创伤手术、脊柱手术使用低温灭菌盒要先插放引导器，再插放机械臂跟踪器和人体跟踪器，最后插放标定器。

4.使用双层无纺布对器械盒进行包装。

五、工具包灭菌发放

所有可重复使用的工具包，使用前由医疗机构进行灭菌处理，符合相关规定方可发放使用。

第三节　清洗、消毒及灭菌的效果监测与质量管理

清洗、消毒及灭菌效果监测是医疗机构对骨科机器人手术器械等复用医疗器材进行全程质量控制与评价的重要环节。通过监测正确判断清洗、消毒和灭菌等工作质量，提高骨科机器人手术器械的质量管理。

一、清洗质量监测

1. 日常监测　在检查包装时，应目测和 / 或借助带光源放大镜检查。清洗后的器械表面及其关节、齿牙应光洁，无血迹、污渍、水垢等残留物质和锈斑。

2. 定期抽查　每月应至少随机抽查 3～5 个待灭菌包内全部物品的清洗质量，检查的内容同日常监测，并记录监测结果。

3. 清洗效果评价　可定期采用定量检测的方法，对诊疗器械、器具和物品的清洗效果进行评价。

二、消毒质量监测

消毒后直接使用的物品应每季度进行监测，监测方法及监测结果应符合 GB15982 的要求。每次检测 3～5 件有代表性的物品。

三、灭菌质量监测

（一）原则

1. 对灭菌质量采用物理监测法、化学监测法和生物监测法进行，监测结果应符合本标准的要求。

2. 物理监测不合格的灭菌物品不得发放，并应进行原因分析和改进，直到监测结果符合要求。

3. 包外化学监测不合格的灭菌物品不得发放，包内化学监测不合格的灭菌物品和湿包不得使用。并应分析原因进行改进，直至监测结果符合要求。

4. 按照灭菌装载物品种类，可选择具有代表性的 PCD 进行灭菌效果监测。

5. 灭菌外来医疗器械、硬质容器、超大超重包，应遵循厂家提供的灭菌参数，首次灭菌时对灭菌参数和有效性进行测试，并进行湿包检查。

（二）预真空压力蒸汽灭菌监测

1. 物理监测法　日常监测：每次灭菌应连续监测并记录灭菌时的温度、压力和时间等灭菌参数。灭菌温度波动范围在 ±3℃内，时间满足最低灭菌时间的要求，同时应记录所

有临界点的时间、温度与压力值，结果应符合灭菌的要求。

2.化学监测法　应进行包外、包内化学指示物监测。具体要求为灭菌包包外应有化学指示物，高度危险性物品包内应放置包内化学指示物，置于最难灭菌的部位。如果透过包扎材料可直接观察包内化学指示物的颜色变化，则不必放置包外化学指示物。根据化学指示物颜色或形态等变化，判断是否达到灭菌要求。

采用快速程序灭菌时，应进行化学监测。直接将一片包内化学指示物置于待灭菌物品旁边进行化学监测。

（三）过氧化氢低温等离子灭菌监测

1.物理监测法　每次灭菌应连续监测并记录每个灭菌周期的临界参数如舱内压、温度、等离子体电源输出功率和灭菌时间等灭菌参数。灭菌参数应符合灭菌器的使用说明或操作手册的要求，可对过氧化氢浓度进行监测。

2.化学监测法　每个灭菌物品包外应使用包外化学指示物，作为灭菌过程的标志；每包内最难灭菌的位置应放置包内化学指示物，通过观察其颜色变化，判断其是否达到灭菌合格要求。

3.生物监测　每天使用时应至少进行一次灭菌循环的生物监测，监测方法遵循 WS 310.3-2016《医院消毒供应中心　第 3 部分：清洗消毒及灭菌效果监测标准》的要求。

四、定期检查

1.工具包清点、分类。

2.检查器械数量及完好性。

（1）标定器双面钢珠齐全，每侧各 5 粒，按图 4-6 位置镶嵌。

（2）基座弹簧齐全，反光球允许可见的轻微划痕，无明显磕损（图 4-6）。

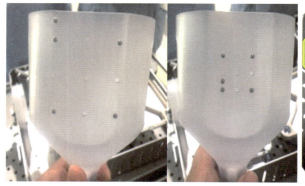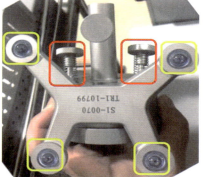

图 4-6　检查定标器与基座

第五章

机器人辅助脊柱手术配合与护理

脊柱解剖结构复杂，徒手置钉依赖于椎体解剖标志及临床经验，术者学习曲线长，且置钉准确率不高，一次性置钉成功率难以保证，反复调整置钉位置会导致内固定系统稳定性下降，易导致重要血管、神经根、近端关节突关节等损伤，甚至造成脊髓损伤等严重并发症。由此，利用计算机辅助导航、提供椎弓根螺钉精确置入方向的骨科手术机器人应运而生。目前用于脊柱手术机器人有 Orthbot、XGK-6508A、Renaissance、SpineAssist、ROSA One Spine、Excelsius GPS、Mazor X、Cirq 机器人和天玑骨科手术机器人等类型，多数骨科手术机器人的临床应用主要集中在胸腰椎节段，发挥术中导航和辅助置钉等作用。有研究表明：与传统徒手置入椎弓根螺钉相比，机器人辅助置钉精度较优，对近端关节面的侵扰较少，术中透视时间更少。本章分别介绍机器人辅助下经皮椎体后凸成形术、机器人辅助下后路经皮胸腰椎弓根螺钉内固定术、机器人辅助下脊柱侧凸后路矫形术，以及机器人辅助下颈椎上段椎弓根螺钉内固定术的护理与配合。

第一节　经皮椎体后凸成形术

骨质疏松症是老年和绝经后女性常见疾病，随着我国社会人口老龄化日趋加剧，发病率逐年攀升，已成为重要公共卫生问题。骨质疏松症最严重的并发症是骨质疏松性骨折，而骨质疏松性椎体压缩骨折（osteoporosis vertebral compression fracture，OVCF）是最常见的骨质疏松性骨折类型。易发生 OVCF 的多为高龄患者，其主要临床症状为顽固性腰背部疼痛，对生命质量有较严重影响。由于高龄患者常合并多种内科基础疾病，病情复杂，保守治疗效果较差，早期进行系统的抗骨质疏松治疗及微创手术治疗疗效确切。目前，多采取经皮椎体后凸成形术（percutaneous kyphoplasty，PKP）治疗（图 5-1），具有快速缓解疼痛，稳定骨折、恢复椎体力学强度、使患者早期下床活动等优点。王建新等研究发现，骨科机器人辅助下 PKP 手术在多发脊柱转移瘤中的应用，可缩短手术时间，提高穿刺准确率，降低骨水泥渗漏风险，减少透视次数、透视剂量。毕航川等研究发现，机器人辅助下单侧穿刺与徒手单双侧穿刺 PKP 治疗骨质疏松性胸腰椎骨折均可获得满意的疗效，但机器人辅助下单侧穿刺的通道建立时间更短、术中出血量和术中透视次数更少、并发症发生率更低。

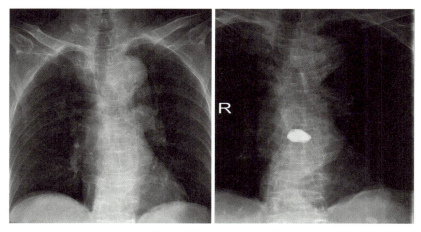

图 5-1　胸椎压缩性骨折 PKP 手术前后影像

一、适应证与禁忌证

（一）适应证

1. 无神经系统损伤的胸腰椎段脊柱单纯新鲜压缩性骨折。

2. 半年以上的陈旧脊柱压缩骨折，严重后凸畸形伴骨折所致顽固性腰背痛。

3. 继发于骨质疏松性压缩性骨折的上下邻椎体的多段压缩骨折。

4. 椎体内血管瘤。

5. 引起椎体塌陷的其他肿瘤。

6. 椎体骨坏死。

（二）禁忌证

1. 合并神经系统损伤的椎体爆裂性骨折。

2. 椎体压缩性骨折合并小关节脱位或椎间盘脱出者。

3. 椎弓根骨折，不能采用经椎弓根穿刺途径。

4. 与椎体塌陷无关的疼痛。

5. 实体肿瘤。

6. 骨髓炎。

7. 妊娠期间。

8. 高脂血症，伴有下肢或全身血管栓塞者。

9. 穿刺通路感染、凝血功能异常、对造影剂和灌注剂过敏等。

10. 高龄患者，心、肺、肾等功能严重障碍而不能耐受手术者。

二、麻醉方式

全身麻醉。

三、手术体位

俯卧位。在转运车床上完成麻醉与术前准备后，由麻醉医生、手术医生与助手、巡回护士共同完成轴线翻身。患者头部俯卧于马镫形硅胶头圈内，双臂前伸呈环抱式置于头端，胸部用胸托支撑，双侧髂部置于髂托上，双膝下垫液体减压垫，小腿放置于斜坡垫使得足尖悬空（图 5-2）。

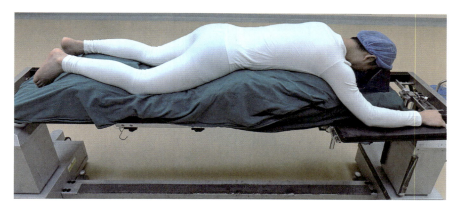

图 5-2　胸腰椎后路手术体位（俯卧位）

注意：患者体位安置完成后，再次检查并避免透视范围内各种金属导线、管道、电极片等，妥善固定各种管路，避免 3D-C 臂运行碰撞。

四、物品准备

（一）设备

1. 全碳纤维手术床及配套组件　托手板，髂托，胸托，悬吊带，头托/架，硅胶头圈，流体减压垫，减压啫喱垫。

2. 机器人系统　光学跟踪相机，主控移动操作平台，机械臂。

3. 3D-C 臂 X 射线机。

（二）基础用物

腰椎器械包，腰椎手术敷料包，配套高温灭菌三维导航定位工具包、低温灭菌三维导航定位工具包。

五、手术间布局

胸、腰椎手术的布局相似，具体如下：①光学追踪相机位置相对比较灵活，可根据手术间布局情况置于患者脚端或患者头端靠正中位置，麻醉机器位于患者头端左侧，主控移动操作平台位于光学跟踪相机一侧；②C 臂 X 射线机位于患者右侧，机械臂位于患者右侧与手术床呈 45° 夹角；③助手、洗手护士及器械台位于患者左侧；④第②、③点布置可根据实际情况左右对调（图 5-3、图 5-4）。

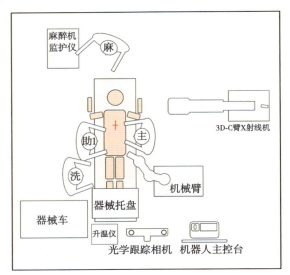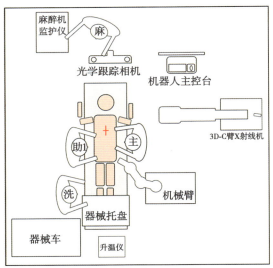

图 5-3　机器人辅助下胸腰椎后路手术间布局示意图

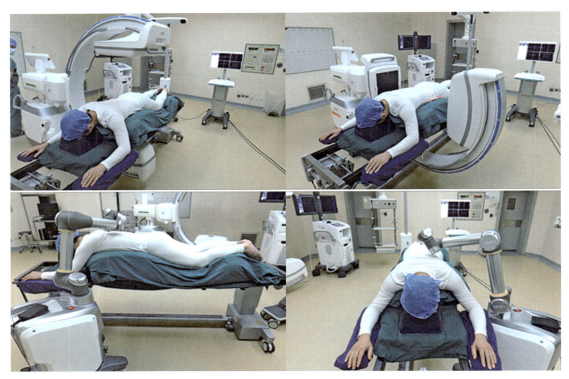

图 5-4　机器人辅助下胸腰椎后路手术间布局

六、手术步骤及护理配合

机器人辅助下经皮椎体后凸成形手术步骤及护理配合见表 5-1。

表 5-1　机器人辅助下经皮椎体后凸成形术的手术步骤及护理配合

手术步骤	护理配合
1. 准备工作	检查机器人设备是否齐全，按手术间布局布置好设备并连接电源、连接各设备，检查设备功能是否正常，登录系统，录入病历资料及手术工具选择（选择工具编号务必与机器人连接的末端工具编号一致）。 在 C 臂影像下，采用定位板或克氏针定位病椎及病椎上位 2～3 个椎体（方便放置棘突夹）； 巡回护士术前连接好所需仪器设备、线路。
2. 洗手护士提前准备	洗手护士提前 20～30min 洗手，整理无菌台，检查器械完整性，与巡回护士配合安装机械臂无菌套与 C 臂 X 射线机套；再次核对器械编号与机器人注册号。
3. 常规消毒铺巾	洗手护士协助术者消毒铺巾、妥善固定各种管路； 巡回护士协助使用无菌布巾捆绑带环绕手术患者手术床固定于术区上、下区域，确保术区下垂的手术铺巾不会影响 3D-C 臂 X 射线机运行。
4. 安装患者跟踪器	将机器人跟踪器妥善安装于机械臂末端，双平面标定器与机器人跟踪器连接； 洗手护士递刀、齿镊，术者在病椎上位 2～3 个棘突处切开 2cm，递剥离子、电刀分离软组织、止血； 待患者棘突暴露完成后递棘突夹妥善固定在棘突上，递患者跟踪器连接棘突夹，递 T 型扳手锁紧。
5. 图像采集	巡回护士将手术床升至合适高度，将机械臂设置为展开位，推到合适位置后落地锁定； 术者推持机械臂将双平面标定器置于病椎背部皮肤表面上方； 3D-C 臂先透视正位片与侧位片，必要时调整双平面标定器位置再次透视正、侧位片，确保定位标尺 5 个标记点均在透视视野范围内，且透视范围（手术规划范围）合适； 视情况必要时减小潮气量或暂停患者呼吸； 行 C 臂 3D 扫描，扫描成功后，通过 C 臂软件发送 DICOM 数据至主控移动操作平台。
6. 图像配准	传输过程中一定保证主控移动操作平台软件界面上的两个跟踪器显示为绿色，即光学跟踪相机对跟踪器可视状态；传图成功后机器人自动计算图像误差量在手术要求的范围之内，点击确定后，可以活动机械臂，卸下双平面标定器。注意不要碰撞患者跟踪器。
7. 术中规划	调整 C 臂 3D 图像质量，矢状位上选择节段；横断位上确定规划平面，选择入钉位置；在横断位和矢状位上，分别旋转定位十字线，调整螺钉方向，选择长度、直径，使对应十字线位于椎弓根内合适位置，使其对应在椎弓根理想位置，依次完成各节段规划。按以上步骤逐个规划其他螺钉路径。
8. 机器人运动定位	完成所有螺钉规划后，点击"下一步"，洗手护士协助将机械臂末端的双平面标定器替换安装导向器； 术者拖持机器人至预置钉姿态，使机器人被光学跟踪相机所见； 选中所要运行的上虚拟螺钉，点击运行按钮，进入机械臂运行模拟界面，调整偏移量和偏转角度； 使导向器靠近皮肤，做 0.5cm 左右切口，安装导向器，插入皮肤直至关节突表面。

手术步骤	护理配合
9. 置入导针	确认精度，空心钻钻入导针到合适深度，置入导针； 同理置入其他导针； 移开机械臂，3D-C臂X射线机透视图像验证，调整导针置入深度到达椎体前缘1/2处。
10. 置入工作套管	术者徒手沿置入导针依次拧入空心工作套管至椎体前缘1/2处；
11. 球囊扩张	依次置入骨钻钻出一条至椎体前缘1/3处的骨性隧道；依次将含有对比剂的球囊置入病椎进行球囊扩张，球囊内压力约200kPa，C臂透视确认椎体高度恢复情况。
12. 注入骨水泥	搅拌骨水泥至均匀，使用注射器将骨水泥预装入填充套管，等拉丝期时将骨水泥慢慢推入椎体，反复透视至填充满意；待骨水泥硬化后撤下工作套管，穿刺口贴敷料。
13. 工具器械拆卸、机器人归位	拆卸患者跟踪器，机器人跟踪器，机械臂折叠位收纳，关闭主控移动操作平台和机械臂（先关系统，后关电源），分离各连接线路，清洁、整理并归位放置。

七、注意事项

1. 关于患者跟踪器安装部位与方法　有学者将患者跟踪器使用无菌手术贴膜直接固定在病椎上或下2～3个椎体位置上，与传统的安装在脊突上的对比，精准度无差异；病椎在腰段的，有学者选择在髂后上棘钻入固定针与患者跟踪器连接固定。

2. 图像采集方面，张治等使用C臂X射线机采集二维影像数据信息，机器人规划导针等操作，在大大降低放射量的条件下，同样取得精准手术效果，但样本量不足，仍需进一步研究。

第二节　经皮胸腰椎椎弓根螺钉内固定术

经皮椎弓根螺钉内固定术（percutaneous pedicle screw fixation，PPSF）避免了传统切开直视下置钉对椎旁肌肉的剥离、脊神经后支的损伤，防止椎旁肌肉的失神经化。同时具有手术切口小、出血少、术后恢复快、并发症少、出院快等明显优势，促进了脊柱微创外科的发展。骨科机器人在导航技术基础上增加了机械臂，使得经皮椎弓根螺钉置钉更方便和精确。骨科机器人术中C臂X射线机连续透视，收集实时数据注册，可获得人机协同运动的功能，实时跟踪和补偿由患者微动引起的定位误差，减少置钉偏移风险，置钉准确率高达 94.8% ～98.7%。与传统透视下徒手置钉相比，机器人辅助下置钉可显著降低术中出血量、术中透视次数、单钉置入时间及术后功能障碍的发生率，减轻术后腰痛，提高置钉一次性成功率，减少患者住院天数；两种术式在手术时间、置钉准确率、术后伤椎矢状面 Cobb 角、手术前后伤椎前缘高度百分比方面无显著差异。有研究发现，在近端关节突关节保护方面，机器人（包括 Renaissance 机器人和天玑机器人）辅助下经皮椎弓根螺钉置入技术优于传统开放徒手置钉技术。在螺钉选择方面，陈剑锋等研究发现，机器人辅助下经皮实心椎弓根螺钉复位胸腰椎骨折的临床效果同经皮空心椎弓根螺钉基本一致。骨科机器人在置钉准确率、手术时间及医患辐射伤害方面均明显优于传统 PPSF 技术，是目前 PPSF 临床应用最为安全、有效的辅助技术。

一、适应证与禁忌证

早期的 PPSF 技术主要应用于无神经症状的胸腰椎骨折复位内固定及腰椎不稳的固定融合中，神经减压、骨质疏松症及椎弓根变异被认为是 PPSF 临床应用的相对禁忌证。但随着脊柱微创减压及导航下置钉的不断发展，PPSF 技术已经被广泛应用于颈胸腰椎爆裂性骨折（图 5-5）、退行性滑脱、椎管狭窄、脊柱肿瘤、非特异性感染、脊柱结核、脊柱畸形、Ⅱ型齿状突骨折及儿童脊柱创伤内固定术中。经皮可膨胀椎弓根螺钉及经皮可灌注骨水泥椎弓根螺钉是对传统经皮椎弓根螺钉的改进，进一步扩大了经皮椎弓根螺钉在骨质疏松症患者临床应用的适应证。

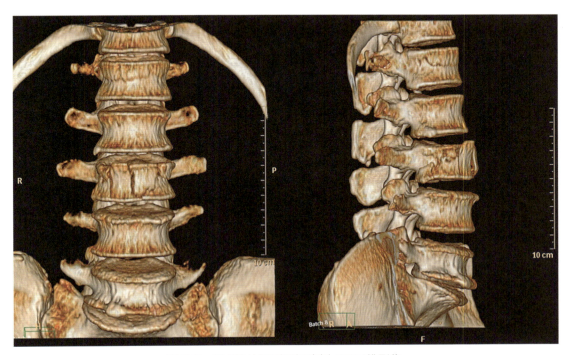

图 5-5　腰 3 椎体爆裂骨折病例 CT 三维影像

（一）适应证

1. 外伤新鲜骨折（时间≤2周）。

2. AO分型为A，脊柱内固定手术指征明确且无严重脊髓及马尾神经损伤症状。

3. 胸腰椎损伤分类和损伤程度评分（TLICS）≥4分且患者及家属要求手术治疗。

4. 无明显骨质疏松的患者。

（二）禁忌证

1. 多节段的胸腰椎骨折。

2. 骨质疏松及病理性等非外伤因素导致的椎体骨折。

3. 有明显的神经或脊髓损伤症状，双下肢感觉、肌力明显下降，需要行椎管减压的患者。

4. 脊柱形态解剖明显异常，或合并有肿瘤、结核的患者。

5. 无法耐受手术的患者。

二、麻醉方式

全身麻醉。

三、手术体位

俯卧位。手术体位与椎体后凸成形术方法基本相同。在转运车床上完成麻醉与术前准备后，由麻醉术者、手术者与助手、巡回护士共同完成轴线翻身。注意：患者体位安置完成后，再次检查并避免透视范围内各种金属导线、管道、电极片等，妥善固定各种管路，避免C臂X射线机运行碰撞。

患者头部俯卧于马镫形硅胶头圈内，双臂前伸呈环抱式置于头端，胸部用胸托支撑，双侧髂部置于髂托上，双膝下垫液体减压垫，小腿放置于斜坡垫使得足尖悬空（见图5-2）。

四、物品准备

（一）设备

1. 全碳纤维手术床及配套组件　托手板，髂托，胸托，悬吊带，头托/架，硅胶头圈，流体减压垫，减压啫喱垫。

2. 机器人系统　光学跟踪相机，主控移动操作平台，机械臂。

3. C臂X射线机。

（二）基础用物

腰椎器械包，腰椎手术敷料包，配套高温灭菌三维导航定位工具包、低温灭菌三维导航定位工具包，无菌布单固定带、骨科空心动力钻、置入物及相关器械。

五、手术间布局

胸、腰椎手术的布局相似，具体如下：①光学追踪相机位置相对比较灵活，可根据手术间布局情况置于患者脚端或患者头端靠正中位置，麻醉机器位于患者头端左侧，主控移动操作平台位于光学跟踪相机一侧；②C 臂 X 射线机位于患者右侧，机械臂位于患者右侧与手术床呈 45° 夹角；③助手、洗手护士及器械台位于患者左侧；第②、③点布置可根据实际情况左右对调（见图 5-3、图 5-4）。

六、手术步骤及护理配合

下面以空心椎弓根螺钉为例，介绍骨科机器人辅助经皮胸腰椎椎弓根螺钉内固定术的手术步骤及护理配合（表 5-2）。

表 5-2　机器人辅助经皮胸腰椎椎弓根螺钉内固定术的手术步骤及护理配合

手术步骤	护理配合	
1. 准备工作	检查机器人设备是否齐全，按手术间布局布置好设备并连接电源、连接各设备，检查设备功能是否正常，登录系统，录入病历资料及手术工具选择（选择工具编号务必与机器人连接的末端工具编号一致）。先行术前影像定位椎体，采用定位板或克氏针在透视下进行术区和邻近椎体定位（方便放置棘突夹）； 巡回护士术前连接好所需仪器设备、线路。 必要时行手法复位：利用体位垫，术者及助手行双下肢牵引，麻醉师保护患者头部并对抗牵引。术者在透视下，对应骨折部位应用手掌按压对应的棘突，使骨折因前纵韧带作用而背伸位复位，即牵引背伸复位。	
2. 洗手护士提前准备	洗手护士提前 20～30min 洗手，整理无菌台，检查器械完整性，与巡回护士配合安装机械臂无菌罩与 C 臂 X 射线机套；再次核对器械编号与机器人注册号。	
3. 常规消毒铺巾	洗手护士协助术者消毒铺巾、妥善固定各种管路； 巡回护士协助使用无菌布巾捆绑带环绕手术患者手术床固定于术区上、下区域，确保术区下垂的手术铺巾不会影响 3D-C 臂运行。	
4. 安装患者跟踪器	将机器人跟踪器妥善安装于机械臂末端，双平面标定器与机器人跟踪器连接； 洗手护士递刀、齿镊，术者做小切口，剥离子或中弯分离软组织、止血； 待患者棘突暴露完成后递棘突夹妥善固定在棘突上，递患者跟踪器连接棘突夹，递 T 型扳手锁紧。	
5. 图像采集	巡回护士将手术床升至合适高度，将机械臂设置为右侧展开位、左侧标尺位，推到合适位置后落地锁定； 术者推持机械臂将双平面标定器置于手术椎体上方； 3D-C 臂先透视正位片与侧位片，必要时调整双平面标定器位置再次透视正、侧位片，确保定位标尺 5 个标记点均在透视视野范围内，且透视范围（手术规划范围）合适； 视情况必要时减小潮气量（270～300ml）或暂停患者呼吸； 行 C 臂 3D 扫描，扫描成功后，通过 C 臂软件发送 DICOM 数据至主控移动操作平台。	

手术步骤	护理配合
6. 图像配准	传输过程中一定保证主控移动操作平台软件界面上的两个示踪器显示为绿色，即光学跟踪相机对示踪器可视状态；传图成功后机器人自动计算图像误差量在手术要求的范围之内，点击确定后，可以活动机械臂，卸下双平面标定器。注意不要碰撞患者跟踪器。
7. 术中规划	调整 C 臂 3D 图像质量，矢状位上选择节段；横断位上确定规划平面，选择入钉位置；在横断位和矢状位上，分别旋转定位十字线，调整螺钉方向，选择长度、直径，使对应十字线位于椎弓根内合适位置，使其对应在椎弓根理想位置，依次完成各节段规划。按以上步骤逐个规划其他螺钉路径。
8. 机器人运动定位	完成所有螺钉规划后，点击"下一步"，洗手护士协助将机械臂末端的双平面标定器替换安装导向器；洗手护士与巡回护士确认每一枚空心螺钉的长度； 术者拖持机器人至预置钉姿态，使机器人跟踪器被光学跟踪相机所见； 选中所要运行的上虚拟螺钉，点击运行按钮，进入机械臂运行模拟界面，调整偏移量和偏转角度； 使导向器靠近皮肤，做 2cm 左右切口，切开皮肤皮下组织及深筋膜，沿肌间隙钝性分离至关节突关节； 将导向器套筒置入导向器，插入切口至关节突表面。
9. 置入导针	确认精度，空心钻钻入导针到合适深度，置入导针； 同理置入其他导针； 移开机械臂，3D-C 臂 X 射线机透视图像验证，确保置入导针安全并满足手术要求。
10. 置入钉棒系统	术者徒手沿置入导针依次先使用丝锥攻丝、拧入空心椎弓根螺钉（置钉过程中建议麻醉医生调整潮气量为 270～300ml），取出导丝，同侧螺钉头部的 U 形开口对齐，以便置入钛棒； 透视验证螺钉位置满意后，安装双侧连接棒，将 2 根长度合适的钛棒分别插入同侧螺钉的 U 形开口处，并在椎旁肌的预备通道中与钛棒相连，以固定螺钉，应用配套中空套筒固定椎弓根螺钉并行椎间隙再次撑开复位，预紧螺塞； 透视验证显示骨折椎体高度恢复、钉棒位置满意后，拧紧螺塞，断尾片。
11. 缝合切口，完成手术	洗手护士递缝针协助缝合切口，必要时留置引流管，敷敷料。
12. 工具器械拆卸、机器人归位	拆卸患者跟踪器，机器人跟踪器，机械臂归折叠位收纳，关闭主控移动操作平台和机械臂（先关系统，后关电源），分离各连接线路，清洁、整理并归位放置。

七、注意事项

1. 经皮椎弓根螺钉一般选择空心椎弓根螺钉；如选择实心椎弓根螺钉，可参考陈剑锋等介绍的方法：在扫描、规划之后，机器人工作臂按照指定的路线运行直到预定的位置。将导针套筒安装于机械臂套筒定位卡槽内，导针套筒下端接触皮肤处确定为经皮进钉点。沿着拟置钉的位置切开约 1.5cm 的皮肤，将每一层的组织分层切开，然后将工作套管插入到套管的顶端与骨表面相接触。使用工作平台检查并校正操作过程中产生的进出口误差偏移，确定套管的定位正确后，用电钻将克氏针打入。透视正侧位，以确定克氏针已达到最佳定位。先沿克氏针方向插入前端带齿的专用套管，再把克氏针击入 1cm，防止攻丝时克氏针随丝攻拔出。接着把专用套管沿克氏针电钻开道约 2cm，并注意使用工作管道逐级排开肌肉。使用比预置入螺钉直径小 0.5mm 的丝攻，在套管内攻丝 2.5cm 后，退出丝攻并拔除克氏针，并牢记克氏针的方向，置钉前使用椎弓根探子探查钉道，应能清晰地探到骨壁螺纹。然后顺原克氏针的方向将实心螺钉拧入。所有螺钉均已置入，并对其进行透视，以确保所有螺钉的位置均符合要求，在同侧邻近的切口之间打皮下隧道，然后把接头杆插入螺钉的尾部卡槽，撑开复位后拧紧螺帽，观察止血情况，然后逐层闭合切口。

2. 关于手术体位，2023 年，房彦名等报道机器人辅助下单体位进行斜外侧腰椎椎体间融合术（oblique lumbar interbody fusion，OLIF）和经皮椎弓螺钉内固定术，即侧卧位下行机器人辅助下经皮钉内固定，注意消毒铺单预留后路行螺钉内固定范围，术前患者体位摆放时患者背部位置应距手术台边缘 10～15cm。

第三节 脊柱侧凸后路矫形术

脊柱侧凸（图 5-6），又称脊柱侧弯，是指一种脊柱的三维畸形，包括冠状位、矢状位和轴位上的序列异常；是临床常见的脊柱畸形，由多种不同疾病引起，可分为特发性脊柱侧凸（idiopathic scoliosis）和非特发性脊柱侧凸，邱勇等根据病因学将非特发性脊柱侧凸分为先天性、神经纤维瘤病、神经肌性、代谢性、间充质源性、骨软骨营养不良以及其他（结核、强直性脊柱炎、退行性脊柱侧凸等）。严重的脊柱侧凸患者可能出现胸腰背部疼痛、畸形、心理困扰及心肺部疾病，影响正常生活。后路椎弓根钉棒固定矫形手术已成为严重脊柱弯曲者（Cobb 角 >40°）、支具不能控制疾病快速进展者以及有神经压迫症状者的标准治疗方法。在脊柱侧凸矫形手术中，安全地成功置入椎弓根螺钉是脊柱侧凸矫形成功的关键。由于椎体的旋转、椎弓根发育异常

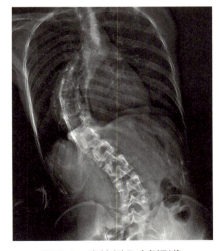

图 5-6 脊柱侧凸病例影像

以及比正常情况下更复杂的三维结构使得脊柱侧凸矫形术中螺钉的置入具有一定的挑战性，增加了螺钉误置的潜在风险，易导致相应的并发症，如血管、神经和胸膜损伤等。传统的徒手置钉技术仍是椎弓根螺钉置入的主要方法，有报道脊柱侧凸矫形术中徒手置入椎弓根螺钉的误置率可达 1.5%～43%；有研究表明，骨科手术机器人辅助下置钉能有效地提高脊柱侧凸矫形术中椎弓根螺钉置入的准确性、安全性，并缩短置钉时间。

一、适应证与禁忌证

（一）适应证

确诊为脊柱侧凸，经保守治疗无效，需手术矫正且有手术意愿的患者。

（二）禁忌证

1. 肺功能障碍、先天性心脏病和肺动脉高压的患者。

2. 严重骨质疏松者。

3. 合并严重脊髓、神经损伤。

4. 合并脊柱肿瘤、感染。

5. 合并严重内科疾病或其他情况无法耐受手术者。

二、麻醉方式

全身麻醉。

三、手术体位

俯卧位。在转运车床上完成麻醉与术前准备后，由麻醉术者、手术者与助手、巡回护士共同完成轴线翻身。注意：患者体位安置完成后，再次检查并避免透视范围内各种金属导线、管道、电极片等，妥善固定各种管路，避免 C 臂 X 射线机运行碰撞。

患者头部俯卧于马镫形硅胶头圈内，双臂前伸呈环抱式置于头端，胸部用胸托支撑，双侧髂部置于髂托上，双膝下垫液体减压垫，小腿放置于斜坡垫使得足尖悬空（图 5-7）。

注意：合并后凸畸形的患者，会增加手术体位摆放与影像采集的难度。特别是强直性脊柱炎患者，宜在麻醉前试摆体位（图 5-7A），并试运行 C 臂 X 射线机，确定 C 臂运行不会碰撞患者与手术床，必要时调整体位或更换手术床及配件，否则术中无法完成三维扫描采图，骨科机器人辅助系统在手术中无法继续使用；与术者确定预先设计好术中需要撤去、添加的体位垫及顺序，有条件的可以使用可调节式的体位架。体位安置完成后，再次检查并避免透视范围内各种金属导线、管道、电极片等，妥善固定各种管路，避免 3D-C 臂运行碰撞。

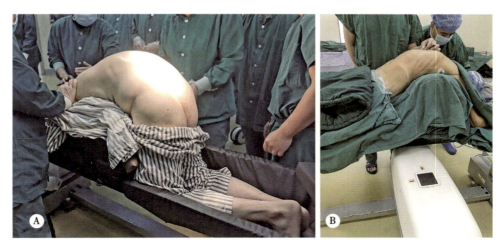

图 5-7 脊柱后凸畸形病例体位

A. 强直性脊柱炎后凸畸形患者麻醉前体位试摆；B. 强直性脊柱炎后凸畸形患者手术体位。

四、物品准备

（一）设备

1. 全碳纤维手术床及配套组件 托手板，髂托，胸托，悬吊带，头托/架，硅胶头圈，流体减压垫，减压啫喱垫，软枕等。

2. 机器人系统 光学跟踪相机，主控移动操作平台，机械臂。

3. 3D-C 臂 X 射线机。

4. 神经监测仪，充气式升温仪，高频电刀，自体血回收机，动力磨钻、超声骨刀等动力系统。

（二）基础用物

腰椎器械包，腰椎手术敷料包，配套高温灭菌三维导航定位工具包、低温灭菌三维导航定位工具包、无菌布单固定带、骨科空心动力钻、动力磨钻或超声骨刀、置入物及相关器械。

五、手术间布局

光学跟踪相机置于患者头部正中上方，麻醉机位于患者头端左侧，主控移动操作平台位于患者头端右侧，3D-C 臂 X 射线机位于患者左侧，机械臂位于患者右侧尾端与床尾呈 45°夹角，护士器械台位于患者左侧，高频电刀、自体血回收机、神经监测仪位于头端方向，动力系统与充气式升温仪位于床尾方向（图 5-8）。

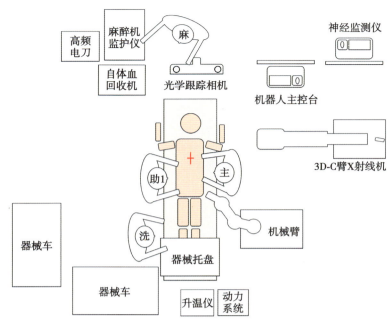

图 5-8　机器人辅助下脊柱侧凸后路矫形手术间布局示意图

六、手术步骤及护理配合

骨科机器人辅助脊柱椎弓根螺钉内固定术的手术步骤及护理配合见表 5-3。

表 5-3　骨科机器人辅助脊柱椎弓根螺钉内固定术的手术步骤及护理配合

手术步骤	护理配合
1. 准备工作	检查机器人设备是否齐全，按手术间布局布置好设备并连接电源、连接各设备，检查设备功能是否正常，登录系统，录入病历资料及手术工具选择（选择工具编号务必与机器人连接的末端工具编号一致）； 先行术前 C 臂 X 射线机影像定位上、下固定椎体，做好标记； 巡回护士术前连接好所需仪器设备、线路。
2. 洗手护士提前准备	洗手护士提前 20～30min 洗手，整理无菌台，检查器械完整性，与巡回护士配合安装机械臂无菌罩与 C 臂 X 射线机套；再次核对器械编号与机器人注册号。
3. 常规消毒铺巾	洗手护士协助术者消毒铺巾、妥善固定各种管路； 巡回护士协助使用无菌布巾捆绑带环绕手术患者手术床固定于术区上、下区域，确保术区下垂的手术铺巾不会影响 C 臂 X 射线机运行。
4. 安装患者跟踪器	将机器人跟踪器妥善安装于机械臂末端，双平面标定器与机器人跟踪器连接； 洗手护士递刀、齿镊，术者沿脊柱后正中线切开皮肤，递剥离子、电刀分离软组织、止血； 待患者棘突暴露完成后递棘突夹妥善固定在棘突上，递患者跟踪器连接棘突夹，递 T 型扳手锁紧。

手术步骤	护理配合
5. 图像采集	巡回护士将手术床升至合适高度，将机械臂设置为右侧展开位、左侧标尺位，推到合适位置后落地锁定； 术者推持机械臂将双平面标定器置于手术椎体上方； 3D-C 臂先透视正位片与侧位片，必要时调整双平面标定器位置再次透视正、侧位片，确保定位标尺 5 个标记点均在透视视野范围内，且透视范围（手术规划范围）合适； 视情况必要时减小潮气量或暂停患者呼吸； 行 C 臂 3D 扫描，扫描成功后，通过 C 臂软件发送 DICOM 数据至主控移动操作平台。
6. 图像配准	传输过程中一定保证主控移动操作平台软件界面上的两个跟踪器显示为绿色，即光学跟踪相机对示踪器可视状态；传图成功后机器人自动计算图像误差量在手术要求的范围之内，点击确定后，可以活动机械臂，卸下双平面标定器。注意不要碰撞患者跟踪器。
7. 术中规划	调整 C 臂 3D 图像质量，矢状位上选择节段；横断位上确定规划平面，选择入钉位置；在横断位和矢状位上，分别旋转定位十字线，调整螺钉方向，选择长度、直径，使对应十字线位于椎弓根内合适位置，使其对应在椎弓根理想位置，依次完成各节段规划。按以上步骤逐个规划其他螺钉路径。
8. 机器人运动定位	完成所有螺钉规划后，点击"下一步"，洗手护士协助将机械臂末端的双平面标定器替换安装导向器；洗手护士与巡回护士确认每一枚空心螺钉的长度； 术者拖持机器人至预置钉姿态，使机器人跟踪器被光学跟踪相机所见； 选中所要运行的上虚拟螺钉，点击运行按钮，进入机械臂运行模拟界面，调整偏移量和偏转角度； 将导向器套筒置入导向器，手动将机械臂靠近切口目标椎体，运行机械臂至规划钉道相应位置。
9. 置入导针	确认精度，电钻置入导针到合适深度，置入导针；同理置入其他导针； 移开机械臂，C 臂 X 射线机透视图像验证，确保置入导针安全并满足手术要求；如导针位置不当，需调整设计钉道后再行置钉。
10. 置入椎弓根螺钉	术者徒手沿置入导针依次拧入空心椎弓根螺钉（置钉过程中建议麻醉医生调整潮气量为 300ml）； 由于 C 臂 X 射线机一次扫描可完成 3～5 个椎体，根据手术节段长短，必要时重复以上 5～9 步骤。
11. 矫形、固定	全部螺钉置入完成、透视验证螺钉位置满意后，再根据患者病情需要配合完成截骨、减压等操作，必要时用临时固定棒固定后再截骨； 安装适当长度预弯棒，应用旋棒、凹侧撑开、凸侧加压技术进行脊柱矫形； 透视校正满意，内固定位置良好后，拧紧螺塞，安装横连。
12. 植骨融合	所需融合节段处理植骨床，将切除的棘突、椎板骨质与人工骨混合，行植骨整合。
13. 缝合切口，放置引流	彻底止血，反复冲洗，留置引流管，洗手护士递缝针协助逐层缝合切口，敷敷料。
14. 工具器械拆卸、机器人归位	拆卸患者跟踪器，机器人跟踪器，机械臂归折叠位收纳，关闭主控移动操作平台和机械臂（先关系统，后关电源），分离各连接线路，清洁、整理并归位放置。

七、注意事项

1. 脊柱侧凸后路矫形手术复杂，且时间较长，术中应用的器械较多，要求洗手护士对手术方式全面了解，将手术步骤、手术器械的使用熟练掌握。

2. 手术创伤大、时间较长，应做好充分准备。术前备血、术中备用抗生素、静脉通路、动脉置管、导尿、受压皮肤保护，患者情况允许下可考虑等容稀释自体输血；手术需要器械、设备多，应该提前准备好，减少术中寻找或等待的时间。

3. 术中使用自体血回收，做好躯体感觉诱发电位的监测，有异常情况立即提醒手术医生。

4. 预防低体温发生　切皮前将手术间温度调至 25℃，手术开始后调至 20～22℃，减少不必要的皮肤暴露，使用加温输液和加温至 37℃冲洗液，下半身使用充气式升温仪保暖。

5. 预防感染　术前 30min 预防性使用抗生素，手术时间大于 3h 或出血大于 1500ml 追加使用抗生素，控制人员流动及参观人员，监督手术人员无菌操作。

6. 预防术中获得性压力性损伤。

第四节　颈椎上段椎弓根螺钉内固定术

上颈椎包括寰椎和枢椎，起着支撑头颅、参与颈椎生理运动的作用，同时兼具保护脊髓、神经根和椎动脉的功能。寰椎与枢椎的椎体高度特化，形态结构及椎间连接方式与其余脊椎完全不同。寰椎结构特殊，没有椎体，由左右两枚侧块及上下关节突、一个直而短的前弓及一个长而弯曲的后弓组成。后弓后上方则有椎动脉沟，椎动脉上行出寰椎横突孔，向后、外、上方走行绕过侧块，跨过此沟，再进入颅腔。此外，寰枢椎经侧块关节螺钉内固定对术者技术要求很高，学习曲线陡峭，尤其对伴有解剖畸形的患者，可能只有一次置钉机会，需要极高的置钉精确性，通常需要在 X 射线透视或计算机导航下完成，骨科手术机器人可以在置钉过程中提供精准的引导，减少医患辐射暴露，降低并发症发生率。某国产机器人系统是目前世界上唯一能够被应用于临床完成上颈椎手术的机器人系统。

一、适应证

1. 符合颈椎内固定术指征。

2.患者知情同意。

二、麻醉方式

全身麻醉。

三、手术体位

俯卧位。在转运车床上完成麻醉与术前准备后，由麻醉术者、术者与助手、巡回护士共同完成轴线翻身。注意：患者体位安置完成后，再次检查并避免透视范围内各种金属导线、管道、电极片等，妥善固定各种管路，避免 3D-C 臂运行碰撞。

患者头置于头托/架上，双上肢固定于身体两侧，胸部用胸托支撑，双侧髂部置于髂托上，腹部悬空，双膝下垫液体减压垫，小腿放置于斜坡垫使得足尖悬空（图 5-9）。

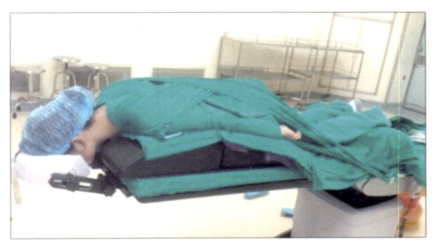

图 5-9　颈椎后路手术体位

颈椎上节段后路的手术体位要注意患者的下颌贴近胸骨，使上颈椎体尽量接近水平线并使椎间隙打开，更便于手术医生的术中操作；将患者水平放置于床的正中，双手紧贴身体两侧，双肩使用背带式固定带稍用力牵引并固定，铺巾后使用无菌布巾捆绑带环绕手术患者手术床固定于术区上、下区域，确保术区下垂的手术铺巾不会影响 3D-C 臂运行；C臂 3D 扫描后避免挪动患者体位，保持躯干稳定，以免影响手术精确度。

四、物品准备

（一）设备

1.全碳纤维手术床及配套组件　托手板，髂托，胸托，悬吊带，头托/架，硅胶头圈，流体减压垫，减压啫喱垫。

2. 机器人系统　光学跟踪相机，主控移动操作平台，机械臂。

3. 3D-C臂X射线机。

（二）基础用物

颈椎器械包，颈椎手术敷料包，配套高温灭菌三维导航定位工具包、低温灭菌三维导航定位工具包，无菌布巾固定带、骨科空心动力钻、动力磨钻或超声骨刀、置入物及相关器械。

五、手术间布局

颈椎、胸腰手术的布局相似，光学跟踪相机置于患者头部正中上方，麻醉机器位于患者头端左侧，主控移动操作平台位于患者头端右侧，3D-C臂X射线机位于患者左侧，机械臂位于患者右侧尾端与床尾呈45°夹角，护士器械台位于患者左侧（图5-10）。

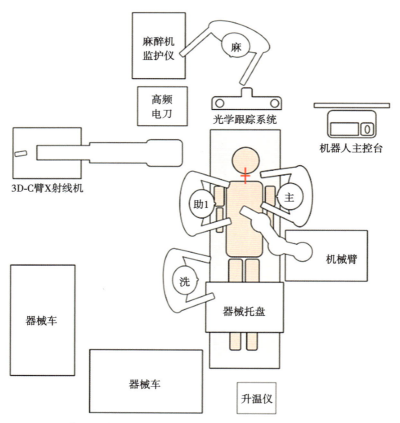

图5-10　机器人辅助下颈椎上段椎弓根螺钉内固定手术间布局示意图

六、手术步骤及护理配合

骨科机器人辅助颈椎上段椎弓根螺钉内固定术步骤及护理配合见表5-4。

表5-4　骨科机器人辅助颈椎上段椎弓根螺钉内固定术的手术步骤及护理配合

手术步骤	护理配合	
1. 准备工作	检查机器人设备是否齐全，按手术间布局布置好设备并连接电源、连接各设备，检查设备功能是否正常，登录系统，录入病历资料及手术工具选择（选择工具编号务必与机器人连接的末端工具编号一致）。先行术前影像定位椎体，采用定位板或克氏针在透视下进行术区和邻近椎体定位（方便放置棘突夹）；巡回护士术前连接好所需仪器设备、线路。	
2. 洗手护士提前准备	洗手护士提前 20～30min 洗手，整理无菌台，检查器械完整性，与巡回护士配合安装机械臂无菌罩与 C 臂 X 射线机套；再次核对器械编号与机器人注册号。	
3. 常规消毒铺巾	洗手护士协助术者消毒铺巾、妥善固定各种管路； 巡回护士协助使用无菌布巾捆绑带环绕手术患者手术床固定于术区上、下区域，确保术区下垂的手术铺巾不会影响 3D-C 臂 X 射线机运行。	
4. 安装患者跟踪器	将机器人跟踪器妥善安装于机械臂末端，双平面标定器与机器人跟踪器连接；洗手护士递刀、齿镊，术者做小切口，递剥离子、电刀分离软组织、止血；待患者棘突暴露完成后递棘突夹妥善固定在棘突上，递患者跟踪器连接棘突夹，递 T 型扳手锁紧。	
5. 图像采集	巡回护士将手术床升至合适高度，将机械臂设置为右侧展开位、左侧标尺位，推到合适位置后落地锁定；术者推持机械臂将双平面标定器置于手术椎体上方；3D-C 臂 X 射线机先透视正位片与侧位片，必要时调整双平面标定器位置再次透视正、侧位片，确保定位标尺 5 个标记点均在透视视野范围内，且透视范围（手术规划范围）合适；视情况必要时减小潮气量或暂停患者呼吸；行 C 臂 3D 扫描，扫描成功后，通过 C 臂 X 射线机软件发送 DICOM 数据至主控移动操作平台。	
6. 图像配准	传输过程中一定保证主控移动操作平台软件界面上的两个示踪器显示为绿色，即光学跟踪相机对示踪器可视状态；传图成功后机器人自动计算图像误差量在手术要求的范围之内，点击确定后，可以活动机械臂，卸下双平面标定器。注意不要碰撞患者跟踪器。	
7. 术中规划	调整 C 臂 3D 图像质量，矢状位上选择节段；横断位上确定规划平面，选择入钉位置；在横断位和矢状位上，分别旋转定位十字线，调整螺钉方向，选择长度、直径，使对应十字线位于椎弓根内合适位置，使其对应在椎弓根理想位置，依次完成各节段规划。按以上步骤逐个规划其他螺钉路径。	
8. 机器人运动定位	完成所有螺钉规划后，点击"下一步"，洗手护士协助将机械臂末端的双平面标定器替换安装导向器；洗手护士与巡回护士确认每一枚空心螺钉的长度； 术者拖持机器人至预置钉姿态，使机器人跟踪器被光学跟踪相机所见； 选中所要运行的上虚拟螺钉，点击运行按钮，进入机械臂运行模拟界面，调整偏移量和偏转角度； 使导向器靠近皮肤，做 2cm 左右切口，切开皮肤皮下组织及深筋膜，沿肌间隙钝性分离至关节突关节； 将导向器套筒置入导向器，插入切口至关节突表面。	

手术步骤	护理配合
9. 置入导针	确认精度，空心钻钻入导针到合适深度，置入导针； 同理置入其他导针； 移开机械臂，3D-C 臂 X 射线机透视图像验证，确保置入导针安全并满足手术要求。
10. 置入钉棒系统	术者徒手沿置入导针依次拧入空心椎弓根螺钉（置钉过程中可建议麻醉医生调整潮气量为 300ml）； 透视验证螺钉位置满意后，再根据患者病情需要配合完成减压、椎间融合器置入等操作； 安装双侧连接棒，透视验证显示连接棒位置满意后，拧紧螺塞。
11. 缝合切口，完成手术	洗手护士递缝针协助缝合切口，必要时留置引流管，粘贴敷料。
12. 工具器械拆卸、机器人归位	拆卸患者跟踪器，机器人跟踪器，机械臂归折叠位收纳，关闭主控移动操作平台和机械臂（先关系统，后关电源），分离各连接线路，清洁、整理并归位放置。

第六章

机器人辅助关节手术配合与护理

第一节　髋关节置换术

髋关节置换术是骨科最常见的手术之一，已有较长的历史。但传统手术技术由于手术者的经验不同，术中对假体置入角度、位置等的判断误差，常常会出现假体安放角度不佳、假体位置不良、假体安放过浅或过深、手术后患者两侧下肢不等长等情况，影响患者术后功能及人工关节使用寿命。

与传统手术方式相比，机器人辅助下全髋关节置换手术会在术前进行 CT 扫描，将采集的数据导入机器人系统，利用数据重建三维模型，可将患者髋关节的三维形态、角度、大小等重要信息立体呈现，医生可以直观地了解患者髋关节具体情况，根据每个患者个体情况，精确地进行术前规划，制定出最佳手术方案，提前确定适合患者的人工关节假体大小、磨骨区域以及人工关节假体安放的位置、角度等信息。手术中，在机械臂的引导下，可以精准进行髋臼锉磨及人工关节假体安放，并能实时显示下肢长短的变化，精准执行事先制定的手术计划。机器人可以达到 0.1mm 的精确度，极大程度地提升手术精准度，并降低手术风险及围手术期并发症发生率，延长假体使用寿命。

一、适应证

1.骨关节炎，类风湿性关节炎，强直性脊柱炎，创伤，酒精中毒等所致的股骨头坏死。

2.股骨头无菌性坏死和陈旧性股骨颈骨折并发股骨头坏死，并严重变形，塌陷和继发髋关节骨性关节炎。

3.先天性髋关节发育不良，疼痛严重，且继续加重者。髋关节功能重建术或固定术失败者。

4.稳定多年的化脓性髋关节炎或髋关节结核。

二、麻醉方式

椎管内麻醉或全身麻醉。

三、手术体位

健侧卧位。头下置头枕，高度平下侧肩高，使脊柱处于同一水平位置。腋下距肩峰10cm处垫软枕。术侧上肢屈曲呈抱球状置于高位托手架上，远端关节稍低于近端关节；下侧上肢外展于托手板上，远端关节高于近端关节，共同维持胸廓自然舒展。肩关节外展或上举不超过90°；两肩连线与手术台成90°角。腹侧用小的固定挡板支持耻骨联合，背侧用挡板固定骶尾部，共同维持患者90°侧卧位。下侧下肢屈髋约45°，自然屈膝状态；术侧下肢稍屈髋，小腿下垫方枕（图6-1）。

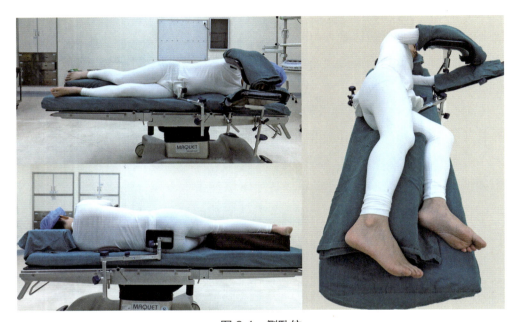

图6-1　侧卧位

四、物品准备

（一）设备

机器人光学跟踪器，主控移动操作平台，机械臂，侧卧位体位架等。

（二）基础用物

髋关节器械包、髋关节手术敷料包、置入物及相关器械、动力系统、机器人机械臂无菌套、关节假体等。

五、手术间布局

机械臂和主控台放置于患者腹侧，光学跟踪相机放置于患者头侧正中上方，1.5～2m。机械臂与光学跟踪相机的距离1.5～2m（图6-2）。

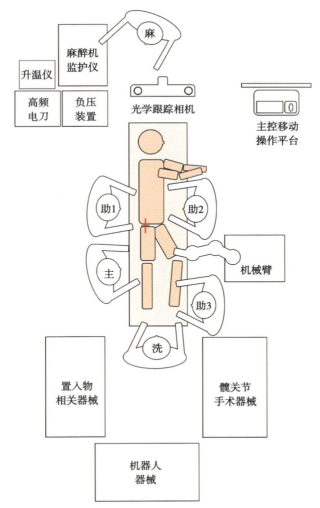

图 6-2 机器人辅助下髋关节置换术手术间布局示意图

六、手术步骤及手术配合

机器人辅助髋关节置换术的手术步骤及护理配合见表 6-1。

表 6-1 机器人辅助髋关节置换术的手术步骤及护理配合

手术步骤	护理配合	
1. 术前准备	根据患者手术部位按照室间布局图摆放好机器人各仪器设备。连接电源和数据线，启动系统。检查机器人设备是否齐全，检查设备功能是否正常，登录系统，输入患者信息与机器人配套器械编号进行注册。	
2. 洗手护士提前准备	洗手护士提前 20～30min 洗手，整理无菌台，检查器械完整性，与巡回护士配合规范安装机器人无菌保护套，安装末端定校动器，安装反射球。	
3. 消毒铺巾、手术核查	洗手护士协助术者消毒铺巾、粘贴无菌手术薄膜，连接仪器设备，妥善固定各种管路。核对患者信息，确保正确的手术部位。	

手术步骤	护理配合
4. 机器人工具安装注册	安装机器人无菌器械，精准注册。铺置无菌台，机器人安装末端定位工具，标定碗，标定钢球，并确保稳定性后进行注册。
5. 安装无菌反射球，台车阵列，末端定位阵列	安装无菌反射球，检查反射球安装到位。待注册完毕取下标定碗，安装台车阵列，将末端定位阵列安装在髋臼锉手柄上并安装到机械臂上。
6. 髋关节后外侧切口	传递 23 号刀片、单极电刀切开皮肤、皮下组织、筋膜，止血。准备大小 S 拉钩拉开大粗隆滑囊，显露附于股骨转子间窝的髋关节外旋肌群及其表面的脂肪组织。
7. 切开深筋膜，充分显露关节囊	准备骨科剥离子沿臀大肌方向钝性分离，臀中肌后缘钝性分离至关节囊，准备单级有齿直钳切断大粗隆附着处外旋肌群止点，准备 Hohmann 牵开器牵开，切除关节囊，暴露髋关节。准备 5ml 注射器取关节液做培养。
8. 暴露股骨颈，截断股骨颈，取出股骨头	准备 Hohmann 牵开器放置于股骨颈的后下方、前下方，助手使下肢内收、内旋位，髋关节脱位，暴露股骨颈。准备电锯、骨凿和骨锤截断股骨头。准备取头器取出股骨头并妥善保存。
9. 暴露髋臼，清理残留关节囊	准备 Hohmann 牵开器牵开髋臼周围组织，暴露髋臼，准备有齿直钳、单级、骨科咬骨钳清除髋臼边缘关节囊以及增生盂唇和骨赘。
10. 髋骨注册准备，安装髋骨阵列	洗手护士准备好电钻在髂脊安装 3 枚定位针，将髋骨阵列安装在三针骨盆夹具上，并牢牢固定在定位针上（图 6-3A）。
11. 注册髋臼，采集定位图像	准备标识点针在髋臼窝及外缘进行"粗配点"采集，粗确配准患者髋臼窝大致方向；在完成粗配准后，进一步采集骨骼表面的关键点再采集"精配点"（图 6-3B），精确配准患者髋臼窝方向、位置；将探针放置在验证点处，误差小于 1.0mm 时开始采集。
12. 打磨髋骨	测量股骨头，核对术前设计参数，安装同等型号的髋臼锉，并采集 6 个点，验证髋臼的型号。准备电钻连接机器人髋臼锉（图 6-3C），清除髋臼软骨，髋臼磨锉深度可以参考剩余深度。同时确保机器手臂操作无菌范围。
13. 安装髋臼杯	洗手护士准备预定型号的髋臼杯安装到机器人手臂上（图 6-3D），使用打击器在机械臂辅助下按既定外展角和前倾角置入髋臼杯，置入过程中系统实时关注臼杯置入深度和角度，置入后检查髋臼杯固定是否牢固。
14. 选择合适型号假体	巡回护士与主刀医生、洗手护士核对并确认正确的髋臼杯假体，开启使用。
15. 验证髋臼杯安装	洗手护士准备探针采点在髋臼杯假体上进行验证，采集 6 个点，验证前倾角和外展角。
16. 置入内衬	洗手护士准备合适的内衬假体，准备生理盐水冲洗髋臼，使用内衬置入手柄、骨锤置入内衬假体。
17. 三方确认髋臼内衬假体型号	巡回护士与主刀医生、洗手护士核对并确认正确的内衬假体，开启并登记收费。
18. 股骨扩髓	助手将下肢内旋、屈曲、内收，准备 Hohmann 牵开器显露股骨截骨面，准备有齿直钳、单级清除股骨颈周围骨赘软组织。准备扩髓定位器开孔后用髓腔扩大器依次扩大髓腔。

手术步骤	护理配合
19. 置入股骨柄假体、安装试模股骨头	准备合适的股骨柄假体，准备击柄器、骨锤置入股骨柄假体至与股骨近端截骨面完全吻合。准备合适的塑料试模头安装在股骨颈假体上。
20. 选择合适型号假体	巡回护士与主刀医生、洗手护士核对并确认正确的股骨柄假体并开启使用。
21. 置入股骨头假体	准备合适的股骨头假体安装在股骨柄假体上，准备股骨复位器协助复位髋关节，再次检查假体的位置和关节的松紧度。
22. 三方确认股骨头假体型号	巡回护士与主刀医生、洗手护士核对并确认正确的股骨头假体，开启并登记收费。
23. 复位	协助医生检查人工关节，屈髋 90°、伸直 0°、内外旋 45°，关节均无脱位。
24. 整理机器人器械，充分止血，冲洗伤口，放置引流管	协助医生分离器械臂，整理机器人器械，核对手术用品数量及完整性。准备大量生理盐水冲洗伤口，备硅胶引流管进行伤口引流并固定引流管。洗手护士与巡回护士清点手术器械，统计术中出血量，留取病理标本。
25. 关闭切口，手术结束	洗手护士与巡回护士清点手术器械，逐层缝合，无菌敷料包扎。
26. 撤离机器人并安全归位	将机器人控制台和机械臂撤离并移动至安全位置，拆除机器人无菌套。巡回护士将机器人机械臂、操作台及 3D-C 臂进行清洁擦拭后，盖好防尘罩推回指定存放区域。

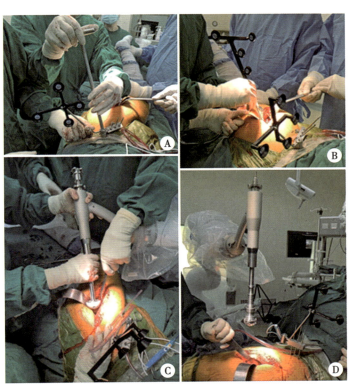

图 6-3　机器人辅助下人工髋关节置换手术

A. 髋骨注册准备，安装髋骨阵列；B. 采集定位图像；C. 打磨髋骨；D. 安装髋臼杯。

七、注意事项

1. 术前需将设备放置到合适的位置，然后根据情况调整器械台摆放位置。首先将摄像架的镜头摆放至患者头侧 11 点钟至 1 点钟方向，然后将机械臂摆放至患者及搭手板前侧，底座朝头侧倾斜 15°，机械臂的高度需控制在离手术台 10～25cm。

2. 完善术前访视，做好患者的心理护理，减轻患者对于新技术的疑虑、紧张情绪。

3. 术前了解手术方式，准备机器人器械，提前联系工程师开机检测，管理好手术间布局。

4. 术前检查仪器设备完整性和功能情况　包括工具包、机器人、主控台、机械臂、全套线缆、无菌套、脚踏。

5. 机器人仪器连线，提前开机录入患者信息及器械型号。

6. 调整手术床高度，患侧上肢托手架及头架降至最低位置，避免遮挡和采集不全。注意机械臂的摆放位置。

7. 规范建立无菌屏障　关节置换术无菌要求严格，需做好仪器设备的无菌屏障。

8. 无菌器械台的管理　手术工具繁多，合理规划安排无菌器械分区摆放。

9. 护士熟悉传统髋关节置换手术配合基础，加强培训机器人设备安置，机器人保护套的安装，机器人器械的安装、验证和传递使用，机器人器械和设备的术后处理和维护。

10. 术中防止示踪器碰撞位移，如果碰到就要重新采集，重新规划。

第二节　膝关节置换术

全膝关节置换手术（total knee arthroplasty，TKA）是目前解决终末期膝关节病变，尤其是伴有严重疼痛和畸形的患者的有效治疗方法，能有效地缓解疼痛，矫正膝关节畸形，可显著提高膝关节功能，改善患者生活质量。相关资料显示，世界范围内每年有 100 万台以上的全膝关节置换术需求量。尽管近年来置入物材料及设计得到优化与改良，仍有高达 20% 的患者因术后功能结果未达到预期而感到不满意。TKA 术中假体对位的不准确易造成聚乙烯磨损，对术后功能的康复和假体长期生存率产生不利影响。大量文献报道术后膝关节内翻或外翻范围控制在 3° 以内与假体的长期生存率相关。传统的人工手术主要依靠截骨模板等机械定位方式，并以股骨和胫骨的髓内髓外定位进行操作。假体置入精度不仅依赖于术者对相关技术掌握的熟练程度而且受到股骨及胫骨解剖结构的影响，操作在很大程度上依赖于术者经验和即时发挥，难以做到手术效果标准化和可重复化。全膝关节置换机器人设计的基本原理是将三维手术规划、术中危险区预警、实时数据反馈和机械臂辅助截骨等技术相结合，以实现全膝关节置换的精准化、个性化，这也恰好是它最大优势所在。关节置换手术机器人是通过术前采集患者下肢 CT 数据信息进行膝关节 1∶1 三维模型重建，分割建模，术前完成假体选择、截骨角度、截骨量等个性化数据设计，术中机械臂精准执行术前计划，并提供实时反馈及软组织保护，确保高精准度截骨并尽可能减少手术创伤，在一定程度上弥补了传统手术的不足，更好地实现 TKA 术中精准化操作，尽可能实现手术效果的一致性，提高患者满意度。

一、适应证

1. 退变性膝关节骨关节炎（osteoarthritis，OA）。

2. 类风湿性关节炎（rheumatoid arthritis，RA）和强直性脊柱炎（ankylosing spondylitis，AS）的膝关节晚期病变。

3. 其他非感染性关节炎引起的膝关节病损并伴有疼痛和功能障碍，如血友病性关节炎等。

4. 创伤性骨关节炎以及因半月板损伤或切除后导致的继发性骨关节炎等。

5. 原发性或继发性骨软骨坏死性疾病。

二、麻醉方式

椎管内麻醉、神经阻滞、全身麻醉。

三、手术体位

屈膝仰卧位。患者靠术侧床沿平卧，术侧上肢自然屈肘置于患者身上，对侧上肢建立静脉通道并自然外展，肩关节外展不超过 90°；双下肢伸直时足跟部于床尾悬空，术侧床尾安装阻挡器，大腿根部用侧身挡板保护，使术侧下肢屈膝约 90° 时处于稳定状态（图 6-4）。

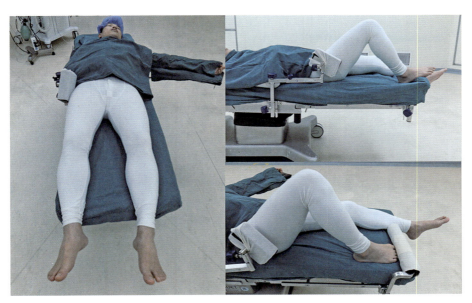

图 6-4　屈膝仰卧位

四、手术间布局

手术医生与机械臂位于患者患侧，便于手术操作。光学导航仪放在机械臂对面并对准膝关节，显示屏放在术者舒适的观察位置，且光学导航仪与被动反射标记球基本在同一高度并直视所有的反光球，距离 1.2～1.5m，从而保证最佳的配准及截骨效果。在骨骼配准、截骨操作过程中，主刀医生对侧避免有人员站立，以免遮挡光学导航仪视野，影响操作（图 6-5）。

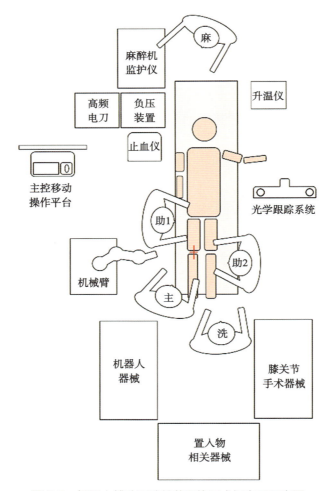

图 6-5　机器人辅助下膝关节置换手术间布局示意图

五、物品准备

（一）设备

负压装置，高频电刀，电动止血仪，充气式升温仪，膝关节脚托架，体位固定挡板，机械臂系统，导航系统，机器人工作站。

（二）手术器械

关节器械包，关节敷料包，置入物假体及相关器械，机器人专用手术工具，动力系统。

六、手术步骤及护理配合

机器人辅助膝关节置换术的手术步骤及护理配合见表 6-2。

表 6-2　机器人辅助膝关节置换术的手术步骤及护理配合

手术步骤	护理配合
1. 术前准备	根据患者手术部位按照室间布局图摆放好机器人各仪器设备，连接电源和数据线，启动系统。检查机器人设备是否齐全，检查设备功能是否正常，登录系统，输入患者信息与机器人配套器械编号进行注册。
2. 洗手护士提前准备	洗手护士提前 20～30min 洗手，整理无菌台，检查器械完整性，与巡回护士配合规范安装机器人无菌保护套。
3. 消毒铺巾、手术核查	洗手护士协助术者消毒铺巾、粘贴无菌薄膜，连接仪器设备，妥善固定各种管路。核对患者信息，确保正确的手术部位。
4. 机器人工具安装注册	安装机器人无菌器械，精准注册。铺置无菌台，安装末端定位工具，标定碗。
5. 安装摆锯示踪器及摆锯	安装导航盘至示踪器，在机械臂装上示踪器，导航盘用力装到底，否则会造成不准确，进而导致更高误差值，或者影响到追踪阵列的能力。装上摆锯。
6. 安装系统配套腿架（无菌靴）	洗手护士协助手术医生安装上机器人手术用无菌腿固定支架、无菌靴，将患者腿部放进无菌靴内，铺垫上无菌海绵垫，保证绝缘的同时预防压力性损伤，再用自粘弹力绷带将患肢固定于腿架上。膝关节屈曲至最大角度时保持膝关节中心与机械臂台车中轴线对齐。
7. 注册机械臂验证	对机械臂的靶标进行注册。
8. 安装参考架	传递骨钉，将股骨、胫骨靶标打入患者股骨与胫骨，随后打入股骨和胫骨标记钉以标记股骨、胫骨检查点坐标，以便随时检查骨头靶标是否发生偏移。以股骨头为旋转中心旋转股骨，计算髋关节中心坐标，并用钝头靶标探针点击"踝内侧"和"踝外侧"以便后期计算踝关节中心坐标。
9. 术区显露	取膝前内侧纵切口，经髌旁内侧进入膝关节，暴露手术区域时，及时传递刀、齿镊、拉钩等。在清理残存骨赘时，及时传递骨刀锤子、咬骨钳等。
10. 股骨、胫骨标定配准	协助屈曲膝关节，将钝头探针放置在与膝关节平行位置，探针高度基本平膝关节最高点； 巡回护士移动光学导航仪，使导航仪平视视野，左上平行方向尽量接近于 0 度，且将钝头探针图标移动至"十字叉"内；移动机械臂，将机械臂移动至右下角方框最中央。机器中轴线需要与床长轴线垂直。 进行配准准备、股骨配准、胫骨配准，洗手护士准备钝、尖探针进行标定配准，术者根据控制台显示器的指示使用尖头靶标探针在股骨与胫骨表面采集解剖标记点，获取骨头靶标坐标系与控制台 CT 数据坐标系之间的转换矩阵。

手术步骤	护理配合
11. 截骨	截骨操作前根据软骨采集情况进行再次规划调整，规划边界警示线。协助手术医师根据需要在手术规划界面中制定截骨顺序；协助使用腿固定支架，膝关节屈曲到合适的角度并固定；传递拉钩显露骨组织，注意保护韧带及周围软组织；通过踩右上踏板可进行各个截骨位置的切换选择，进入截骨平面后，手术医师可拖动机械臂在平面内进行切割；手术医生退出当前切割位置进入下一切割位置，各个平面截骨操作完毕后确认截骨满意。
12. 截骨平面校验	使用截骨平面校验靶标评价股骨截骨和胫骨截骨后的截骨平面，包括股骨各平面和胫骨各平面。
13. 试模	所有平面截骨完成后采用常规方法进行假体试模，评估力线，安装试模时大声报号并准确传递，试模位置及运动学参数都正确后，准备安装假体。
14. 开启假体	开启假体前应与巡回护士再次核对术侧和型号，并检查有效期。
15. 安装假体	脉冲枪冲洗创面，调骨水泥并记录时间，和好的骨水泥用剥离子涂抹于假体上，递骨水泥于手术医生，涂抹于关节截骨面上。传递假体时注意保护，防止掉落。骨面干燥后以骨水泥安装全膝关节假体，待骨水泥固化后再次在膝关节外翻应力状态下评估软组织平衡情况，然后取出股骨、胫骨上的骨标和标记钉并关闭手术切口。
16. 镇痛药物注射	传递术前准备好的镇痛药物进行关节周围软组织注射，以缓解术后疼痛。
17. 整理机器人器械，充分止血，冲洗伤口	协助医生分离器械臂，整理机器人器械，核对手术用品数量及完整性。准备大量生理盐水冲洗伤口。
18. 关闭切口，手术结束	洗手护士与巡回护士共同清点物品无误后，传递可吸收线逐层缝合。用纱布垫和弹力绷带给予伤口加压包扎。

七、注意事项

1. 术前与医生沟通手术详情，了解术前规划的具体参数，准备机器人器械，联系工程师开机检测。

2. 完善术前访视，消除患者紧张、焦虑情绪。

3. 体位摆放要求　患者取平卧位，建议床面距离地面高度不高于800mm，身体与手术床长轴平行。膝关节屈曲最大角度时膝关节中心应该与机械臂台车的中轴线对齐。

4. 培养器械护士的三维立体空间思维，熟练配合操作机器人手臂配准及验证机器人手臂配准。

5. 无菌器械台的管理　手术工具繁多，合理规划安排无菌器械分区摆放，把普通器械和机器人工具分区摆放。

6. 选用专用腿架，需要能够将腿部保持在无菌区的指定位置内，且容易操作；允许小腿内外旋时逐渐增大停止时间使其适应超屈曲；露出内外踝；允许腿部在全方位屈伸角度上定位；不得干扰跟踪器阵列和系统摄像头之间的视野。

7.掌握骨水泥的正确使用方法和应急处理措施，密切观察骨水泥反应。

第三节　膝关节镜下前交叉韧带重建术

前交叉韧带（anterior cruciate ligament，ACL）是膝关节的重要稳定韧带，对膝关节稳定性具有重要影响。前交叉韧带损伤会导致膝关节出现不同程度功能障碍，若治疗不及时，会发展为前交叉韧带缺失，进一步加重膝关节功能缺失（图6-6）。临床主要通过膝关节镜实施前交叉韧带重建手术，通过关节镜内窥镜系统观察膝关节腔，使用自体肌腱或人工韧带替代已经断裂的前交叉韧带，安装在膝关节内，从而达到重建的目的。受手术者经验、软组织遮挡、关节镜视角等因素的影响，文献报道中在关节镜辅助下，ACL重建仍有1.8%～12.3%的失败率。常常导致术后韧带松弛失败、膝关节不稳、交叉韧带撞击、活动受限、继发半月板损伤等并发症发生。究其原因，发现ACL股骨隧道位置的不同与术后效果有很大关系。目的是精确关节镜下ACL重建时的股骨和胫骨定位点、减少翻修的发生、提高手术的成功率。机器人辅助关节镜下ACL重建术是经3D-C臂扫描、数据采集、三维立体成像后，运用机器人系统软件规划出韧带重建过程中骨隧道导针的出入点和方向，经自动数据化处理，计算出符合医生要求的手术三维路径，发送指令使机械臂自动移动至最佳位置，建立精准的骨隧道，完成手术操作。与传统ACL重建手术相比，更精准建立韧带重建所需隧道的位点和方向，操作更微创，效果更优，恢复更快。

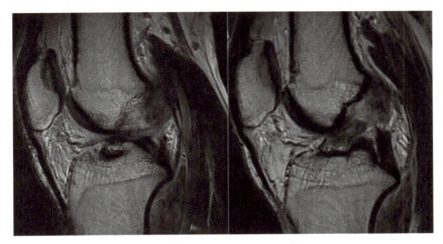

图6-6　前交叉韧带损伤影像

一、适应证与禁忌证

（一）适应证

1. 前交叉韧带完全断裂。

2. 前交叉韧带损伤后，存在关节功能不稳者，即不能满足患者需要的关节功能，不能达到伤者理想的生活和运动水平。

（二）禁忌证

1. 局部存在皮肤感染可能危及膝关节时。

2. 远处感染可能种植至手术部位时。

3. 膝关节部分或完全强直（相对禁忌证）。

二、麻醉方式

全身麻醉、神经阻滞。

三、手术体位

仰卧位。患者平卧，双上肢自然置于身体两侧；术侧下肢膝关节下垫专用架子，使膝关节屈膝约 30°（图 6-7）。

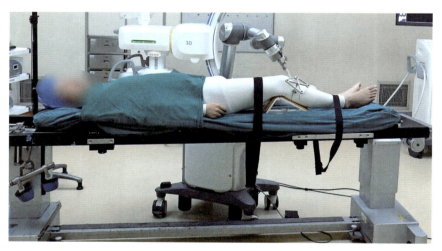

图 6-7　仰卧位

四、物品准备

（一）设备

机器人系统（由手术规划及导航系统、光学跟踪系统、移动式自由度机械臂系统共三个系统组成），3D-C 臂 X 射线机，关节镜内窥镜摄像系统，冷光源系统，动力刨削系统，等离子射频系统，电动止血仪，负压吸引装置。

（二）器械

关节镜器械包、关节镜敷料包、韧带重建器械、机器人相关器械（高温灭菌三维导航定位工具包、低温灭菌三维导航定位工具包）、动力钻、置入物及配套工具。

五、手术间布局

以左侧前交叉韧带重建术为例，机械臂放置在术侧、手术床头侧，主控台放置在健侧、手术床尾侧（图 6-8、图 6-9）。

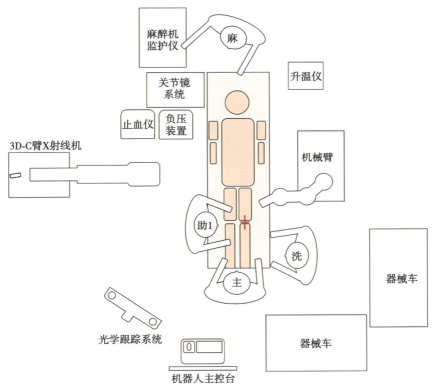

图 6-8　机器人辅助膝关节镜下左侧前交叉韧带重建术手术间布局示意图

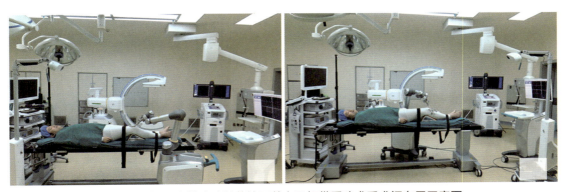

图 6-9　机器人辅助膝关节镜下前交叉韧带重建术手术间布局示意图

六、手术步骤及护理配合

机器人辅助膝关节镜下前交叉韧带重建术的手术步骤及护理配合见表6-3。

表6-3 机器人辅助膝关节镜下前交叉韧带重建术的手术步骤及护理配合

手术步骤	护理配合
1. 术前准备	根据患者手术部位按照室间布局图摆放好机器人各仪器设备，连接电源和数据线，启动系统。检查机器人设备是否齐全，检查设备功能是否正常，登录系统，输入患者信息与机器人配套器械编号进行注册。
2. 洗手护士提前准备	洗手护士提前20～30min洗手，整理无菌台，检查器械完整性，与巡回护士配合规范安装机器人无菌保护套。
3. 消毒铺巾、手术核查	洗手护士协助术者消毒铺巾，粘贴无菌薄膜，连接仪器设备，妥善固定各种管路。核对患者信息，确保正确的手术部位。
4. 机器人工具安装注册	安装机器人无菌器械，精准注册。铺置无菌台，安装末端定位工具，标定碗。
5. 连接关节镜设备	洗手护士检查、连接关节镜系统、灌洗装置、负压吸引装置，操作端妥善固定于手术台上，巡回护士协助洗手护士检查、连接各装置。
6. 止血带泵气	洗手护士铺置两张无菌器械台，协助医生进行患肢驱血；巡回护士泵气并计时。
7. 建立通道	洗手护士依次传递18#直型静脉留置针头、尖刀；巡回护士输入患者资料，协助开光源、对白、录像。
8. 关节镜探查关节腔、髁间窝清理、检查ACL断裂情况，确定取自体肌腱重建术	洗手护士传递半月板探钩、刨削。
9. 自体肌腱的获取	洗手护士依次传递尖刀、弯钳、小拉钩、肌腱获取器械，湿血垫包裹取出的肌腱。
10. 自体肌腱的编织	洗手护士依次传递纽扣钢板、高强线，并将编织好的肌腱浸泡在万古霉素中；巡回护士将配制好的万古霉素置于无菌台。
11. 3D-C臂扫描、数据定位采集	洗手护士安装定位针，协助医生置针并安装示踪器。
12. 图像配准及规划胫骨隧道路径	洗手护士准备好定位针和相应的空心钻头。
13. 机器人引导下隧道定位和扩大隧道	洗手护士协助钻胫骨隧道。
14. 置入引导线	洗手护士传递穿好引导线的带孔克氏针。
15. 图像配准及规划股骨隧道路径	洗手护士准备好定位针和相应的空心钻头。
16. 机器人引导下隧道定位和扩大隧道	洗手护士协助钻股骨隧道。

手术步骤	护理配合
17. 移植肌腱通过隧道	洗手护士依次传递肌腱、导针、血垫、中弯钳；巡回护士将机械臂撤离，拆除机械臂无菌套，机械臂收拢并移动至安全位置，开启界面螺钉。
18. 移植肌腱的固定	洗手护士传递界面螺钉、协助界面螺钉置入；巡回护士开启外排半螺纹针。
19. 外排半螺纹针的置入	洗手护士依次传递 4.5mm 开孔克氏针、5.5mm 丝锥、外排半螺纹针；巡回护士耗材收费。
20. 关节镜检查移植肌腱张力	洗手护士传递半月板探钩；留置引流管。
21. 缝合、包扎	洗手护士传递引流管、缝线；巡回护士准备弹力绷带，协助包扎。
22. 工具器械拆卸、机器人归位	拆卸患者跟踪器，机器人跟踪器，机械臂归折叠位收纳，关闭主控移动操作平台和机械臂（先关系统，后关电源），分离各连接线路，清洁、整理并归位放置。

七、注意事项

（一）体位管理

患者仰卧位，患肢尽量靠近手术床中间，使用约束带等进行术区上下的固定，保证机器人操作时体位的稳定性。患肢根部用挡板固定，防止患肢屈膝时外展；患侧床尾放置膝关节专用架，保证患肢屈膝时的稳定性。

（二）仪器设备管理

1. 检查设备是否齐全，如 C 臂 X 射线机，工具包，机器人 CNOI，主控台，机器臂，全套线缆，无菌套。

2. 机器人连线，提前开机，C 臂开机，机器人和 C 臂录入患者信息。

3. 机器人开机后第一时间手动开启 NOI 相机。

4. 机器打开后放置于手术床的尾端。

5. 配套工具一定要选择正确。

6. 术中注意不能有外力碰撞患者跟踪器，碰撞后须重新扫图，重新规划。

7. 图像采集前，患者跟踪器反射面尽量朝头端外侧稍倾斜，机械臂示踪器和患者跟踪器尽量处于一个平面，有利于光学相机图像采集。

8. 图像采集需调整手术床使手术部位处于合适高度，采集正侧位图像，根据标尺钢珠位置确定手术区域，注意正侧位均要见到全部钢珠避免遮挡和采集不全。采集传输图像后自动配准误差确认，如图像不能确认须重新采集。

第七章

机器人辅助骨盆手术配合与护理

第一节 骨盆骨折闭合复位内固定术

骨盆为环形结构，由髂骨、耻骨、坐骨、骶尾骨及其相连韧带组成。骨盆环具有支持脊柱，将躯干重量传递至下肢和保护盆腹腔脏器的作用。当骨盆遭受高能暴力打击，可导致骨盆骨性结构损伤（图 7-1），稳定性丧失。临床上表现为骨盆压痛、肿胀、畸形。移位较大的骨盆骨折可出现髂血管、骶神经、尿道、肠管等器官组织损伤，严重者可引起出血性休克，危及生命。传统的骨折切开复位内固定手术时间长，出血多，创伤大，风险高。伴随着手术器械和技术的进步，机器人辅助下骨盆骨折复位内固定术已经逐步取代传统的切开复位内固定术，有效减少了术中、术后并发症和恢复时间。

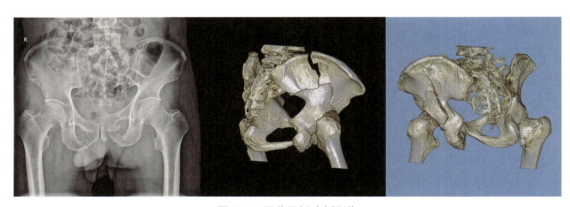

图 7-1　骨盆骨折病例影像

一、适应证与禁忌证

（一）适应证

新鲜闭合性骨盆与髋臼骨折的患者；骨折无移位或轻度移位、骨折移位经术前牵引、闭合复位或有限切开复位后可满足置钉要求者。

（二）禁忌证

患者全身情况不能耐受麻醉；开放性、陈旧性骨盆与髋臼骨折者；合并脊髓、颅脑及骨盆周围血管、神经损伤者；合并严重内科疾患无法耐受手术者；严重骨质疏松者；意识交流障碍或失血性休克患者。

二、麻醉方式

全身麻醉。

三、手术体位

仰卧位。患者全身麻醉完成后，将其摆放改良仰卧位，双上肢呈敬礼姿势置于托手架上，远端关节高于近端关节，予海绵保护受压部位；骨盆位于手术床正中或术侧靠近手术床缘；若手术入路靠后，必要时垫高臀部（图7-2）。

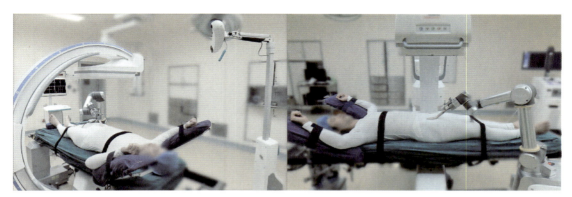

图 7-2　仰卧位

四、物品准备

（一）设备

骨科手术机器人系统，3D-C臂X射线机，手术床，充气式升温仪，负压吸引装置。

（二）基础用物

骨科手术器械包、骨科手术敷料包、置入物及相关器械（6.5mm空心钉），机器人器械、手术布巾固定带、骨动力系统。

五、手术间布局

术前巡回护士将移动操作平台安置于无菌区之外，置于手术床尾端，方便操作者工作及光学跟踪相机采集数据。

移动操作平台位于术侧床尾端，光学跟踪相机根据情况置于头端或尾端，便于采集数据，机械臂置于患者患侧与手术床相距约50cm，与手术床成45°夹角，确保方便主刀医生操作，及不影响透视，C臂X射线机置于患者健侧。麻醉机置于手术床头部，手术台及洗手护士立于患者患侧，由于骨科机器人设备与X射线机线路复杂，注意保护线路，避免踢踩和相互打结缠绕影响手术安全（图7-3）。

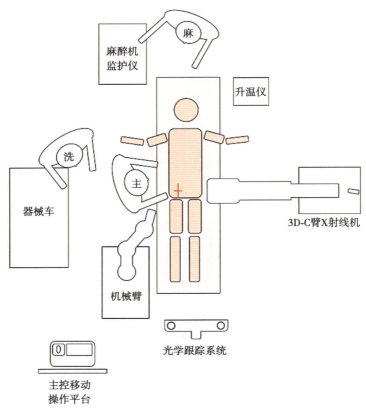

图 7-3　机器人辅助下骨盆骨折复位内固定手术间布局示意图

六、手术步骤及护理配合

机器人辅助骨盆骨折复位内固定术的手术步骤及护理配合见表 7-1。

表 7-1　机器人辅助骨盆骨折复位内固定术的手术步骤及护理配合

手术步骤	护理配合
1. 消毒皮肤，铺无菌单	洗手护士准备皮肤消毒剂和黏膜消毒剂，助手医生按骨科手术常规消毒铺巾
2. 连接系统	巡回护士协助洗手护士完成机械臂无菌套及机器人跟踪器安装，套 X 射线机无菌套，患者胸部和膝关节位置各用手术布巾固定带固定
3. 安装患者跟踪器	在健侧髂前上棘置入半螺纹针（或经过裁剪的 4.5mm 克氏针）将患者跟踪器旋紧安装在半螺纹针（克氏针）上，并将反光球朝向定位相机方向。患者跟踪器应与半螺纹针（克氏针）紧密连接，避免松动。
4. 采集定位图像	安装牢固双平面标定器。C 臂 X 射线机依次调整到骨盆需置入螺钉骨盆正位及骨盆侧位采集图像位置，术者拖持机器人臂使双平面标定器在透视视野中，依次采集满足定位要求的透视图像后启动 C 臂 3D 扫描程序（−95°～+95°）。

手术步骤	护理配合	
5. 规划手术路径	C 臂 3D 扫描成功后，通过 C 臂软件 DICOM 发送数据至机器人主控台。调整 C 臂 3D 图像质量，确定规划平面，选择入钉位置。在矢状位和冠状位上，分别旋转定位十字线，使对应十字线位于骨盆内合适位置。	
6. 机械臂运行	拖持机器人至预置钉姿态，使机器人示踪器被光学跟踪相机所见。选中所要运行的虚拟螺钉，点击运行按钮，进入机械臂运行模拟界面，调整偏移量和偏转角度。使机器人先运行到最长距离位置。再逐步接近最短距离位置，微调路径（跟麻醉医生协商降低患者呼吸频率及潮气量）。	
7. 导针置入	将套筒放置导向器中，在套筒接触患者皮肤处做一 1cm 经皮切口，并用止血钳分离组织，确认精度，空心钻钻入合适深度，置入导针。	
8. 机器人导航结束	撤离机器人至其他安全无菌区，机器人导航结束。	
9. 透视验证导针位置	启动 C 臂 3D 扫描程序进行图像验证所有导针安全并满足手术要求（或者采用骨盆专用透视位置进行验证）。	
10. 置入空心螺钉或者钉棒系统并透视验证	选择合适长度螺钉递予术者，术者徒手沿置入导针依次拧入空心螺钉，再次透视验证螺钉位置。钉棒系统安装连接棒拧紧螺母。	
11. 工具拆卸和伤口缝合	拆卸患者跟踪器。清点器械，冲洗并缝合伤口。拆卸机械臂末端。	
12. 患者术毕整理	伤口粘贴无菌敷料，撤离手术单，检查患者管道，将患者体位恢复至平卧位。统计患者术中出入量，通知复苏室。	

七、注意事项

（一）体位管理

1. 在减少对患者生理功能影响的前提下，充分显露手术野，保护患者隐私。

2. 保持人体正常的生理弯曲及生理轴线，维持各肢体、关节的生理功能体位，防止过度牵拉、扭曲及血管神经损伤。

3. 保持患者呼吸通畅、循环稳定。

4. 注意分散压力，防止局部长时间受压，保护患者皮肤完整性。

5. 正确约束患者，松紧度适宜（以能容纳一指为宜），维持体位稳定，防止术中移位、坠床。

（二）管道管理

手术过程中，若由于操作使用 X 射线机导致患者管道脱落，会给患者带来极大风险。因此巡回护士对患者的管道保护非常重要。患者麻醉、摆放体位后，巡回护士对所有管道进行检查并予以固定，评估 X 射线机工作位置，尽量将管道避开 X 射线机工作区域。气管插管使用麻醉架固定。术中加强巡查，不定时观察患者尿量及颜色。

（三）手术管理

1. 术前一天与手术科室协商手术准备，如体位，特殊器械，仪器设备的准备。

2. 术前再次确认设备是否能正常工作，手术器械是否齐全。机器人、C 臂 X 射线机提前连接开机，并录入患者信息。

3. 提前准备手术间布局，与术者商议手术间的布局，提前确定机器人，C 臂 X 射线机，手术台的位置，患者跟踪器方向。减少手术时间。

4. 机器人辅助手术是对精准度要求很高的手术，为此在使用前中后都要非常小心。使用前，仔细检查机械的完整，跟踪器上玻璃珠是否完整有无划痕，标定器显影珠是否完整。使用中禁止触碰患者跟踪器，有条件的患者可以降低潮气量和呼吸频率。术毕再次检查所有机器人工具再交由供应室做好交接。

第二节　STARR 架骨盆骨折闭合复位内固定术

一、适应证与禁忌证

（一）适应证

1. 水平旋转不稳定的 Tile B 型骨盆骨折。

2. 旋转和垂直不稳定且无骶神经压迫的 Tile C 型骨折。

（二）禁忌证

1. 患者全身情况不能耐受麻醉。

2. 严重骨质疏松者。

二、麻醉方式

全身麻醉。

三、手术体位

仰卧位。患者全身麻醉完成后，将其摆放改良仰卧位，双上肢呈敬礼姿势置于托手板上，远端关节高于近端关节，给予海绵保护受压部位；骨盆位于手术床正中或术侧靠近手术床缘；若手术入路靠后，必要时垫高臀部（见图 7-2）。

四、物品准备

（一）设备

骨科手术机器人系统，3D-C 臂 X 射线机，通用型全碳纤维电动手术床及牵引配件，充气式升温仪，负压吸引装置。

（二）手术器械

骨科手术器械包，骨科手术敷料，置入物及相关器械，机器人器械，手术布巾固定带，骨动力系统，STARR 架闭合复位系统。

五、手术间布局

术前巡回护士将移动操作平台安置于无菌区之外，置于手术床尾端，方便操作者工作及光学跟踪相机采集数据。机械臂置于患者患侧与手术床相距约 50cm，与手术床成 45°夹角，确保方便主刀医生操作，及不影响透视，C 臂 X 射线机置于患者健侧。麻醉机置于手术床头部，手术台及洗手护士立于患者患侧，由于骨科机器人设备与 X 射线机线路复杂，巡回护士将各种线路捋清安放妥当，用布包裹，避免踢踩和相互打结缠绕影响手术安全，手术间布局见图 7-3。

六、手术步骤及护理配合

机器人辅助 STARR 架骨盆骨折闭合复位内固定术的手术步骤及护理配合见表 7-2。

表 7-2　机器人辅助 STARR 架骨盆骨折闭合复位内固定术的手术步骤及护理配合

手术步骤	护理配合
1. 消毒皮肤，铺无菌单	患者臀部垫高 2～3cm，预先安装 STARR 支架固定扣，洗手护士准备皮肤消毒剂和黏膜消毒剂，助手医生按骨科手术常规消毒铺巾，患侧下肢套无菌脚套。
2. 连接系统	巡回护士协助洗手护士完成机械臂无菌套及末端工具安装，套 X 射线机无菌套，负压吸引装置，患者胸部和膝关节位置各用手术布巾固定带固定。
3. 安装患者跟踪器	在健侧髂前上棘置入半螺纹针（或经过裁剪的 4.5mm 克氏针）将患者跟踪器旋紧安装在半螺纹针（克氏针）上，并将反光球朝向定位相机方向。患者跟踪器应与半螺纹针（克氏针）紧密连接，避免松动。
4. 采集定位图像	安装牢固定位标尺。C 臂 X 射线机依次调整到骨盆需要置入螺钉骨盆正位及骨盆侧位采集图像位置，术者拖持机器人臂使双平面标定器在透视视野中，依次采集满足定位要求的透视图像后启动 C 臂 3D 扫描程序（-95°～+95°）。
5. 规划手术路径	C 臂 3D 扫描成功后，通过 C 臂软件 DICOM 发送数据至机器人主控台。调整 C 臂 3D 图像质量，确定规划平面，选择入钉位置。在矢状位和冠状位上，分别旋转定位十字线，使对应十字线位于骨盆内合适位置。（预先规划骨盆双侧 LC-2 螺钉和髋臼上横向螺钉方向）
6. 机械臂运行	拖持机器人至预置钉姿态，使机器人跟踪器被光学跟踪相机所见。选中所要运行的虚拟螺钉，点击运行按钮，进入机械臂运行模拟界面，调整偏移量和偏转角度。使机器人先运行到最长距离位置，再逐步接近最短距离位置，微调路径（跟麻醉医生协商降低患者呼吸频率及潮气量）。

手术步骤	护理配合
7. 导针置入	将导向器套筒放置导向器中，在套筒接触患者皮肤处做一 1cm 经皮切口，并用止血钳分离组织，确认精度，空心钻钻入合适深度，置入导针。
8. 暂时撤离机器人	撤离机器人至其他安全无菌区。
9. 透视验证导针位置	启动 C 臂 3D 扫描程序进行图像验证所有导针安全并满足手术要求（或者采用骨盆专用透视位置进行验证）。
10. 置入 STARR 支架半螺纹针	拆卸患者跟踪器。用 4.0mm 空心钻沿留置导针进行开口，电钻打入半螺纹针，安装 STARR 架（支架夹锁紧健侧 LC-2 和髋臼上横向半螺纹针）。
11. 安装牵引装置	患侧股骨髁打入 4.5mm 克氏针，连接牵引装置。
12. 闭合复位	通过推拉器及牵引装置进行骨盆复位（复位顺序一般是先骨盆的前环再后环），3D-C 臂 X 射线机验证复位情况。
13. 内固定置入	用支架夹锁紧患侧髋臼上横向半螺纹针，保持牵引体位，拆除双侧 LC-2 半螺纹针拧入髂骨螺钉，钉棒系统安装连接棒拧紧螺母，拆除 STARR 架，重新安装患者跟踪器，3D-C 臂 X 射线机扫描患侧骨盆上存数据。
14. 规划和留置螺钉位置	机器人电脑规划螺钉位置并控制机械臂到达指定位置，置入导针。3D-C 臂 X 射线机验证。
15. 留置螺钉	传递所需长度空心螺钉术者，徒手拧入螺钉，再次 3D-C 臂 X 射线机验证。
16. 工具拆卸和伤口缝合	拆卸患者跟踪器。清点器械，冲洗并缝合伤口。拆卸机械臂末端。
17. 患者术毕整理。	伤口粘贴无菌敷料，撤离手术单，检查患者管道，将患者体位恢复至平卧位。统计患者术中出入量，通知复苏室。

第八章

机器人辅助上肢手术配合与护理

第一节　喙突骨折闭合复位内固定术

喙突是胸小肌、肱二头肌和喙肱肌的附着点，同时也是喙锁韧带（coracoclavicular ligament，CCL）、喙肩韧带、喙肱韧带和肩胛上横韧带的起点，是构成上肩部悬吊复合体（superior shoulder suspensory complex，SSSC）和肩关节稳定性的重要结构。喙突骨折（图 8-1）是临床上较为少见的骨折类型，肩胛骨骨折占全身骨折的 1%，而喙突骨折仅占肩胛骨骨折约 3%～13%。尽管大多数喙突骨折可保守治疗，但对于发生移位、影响肩关节悬吊复合体整体稳定的患者，依然需要考虑手术。喙突下有重要的神经血管，机器人辅助下行闭合复位经皮内固定术，可避免出现损伤神经血管等并发症，并获得满意的固定效果。

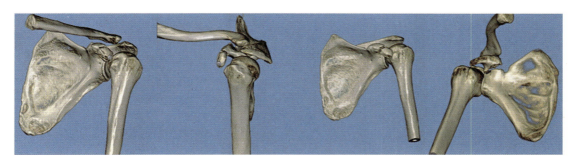

图 8-1　喙突骨折病例的 CT 三维重建影像

一、适应证与禁忌证

（一）适应证

1.闭合性的喙突骨折。

2.单独或合并 SSSC 损伤。

（二）禁忌证

1.开放性肩关节损伤。

2.骨骺未闭的青少年。

3. 患肢既往有残疾。

二、麻醉方式

全身麻醉。

三、手术体位

仰卧位。患者仰卧，术侧肩下用软枕垫高，双手自然放于身体两侧（图8-2）。

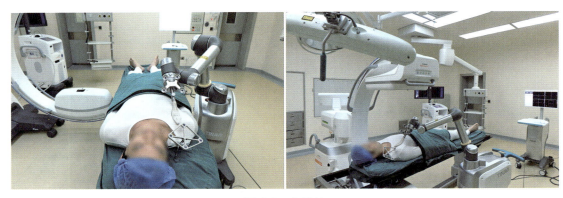

图8-2　仰卧位

四、物品准备

（一）设备

机器人光学跟踪相机，主控移动操作平台，机械臂，负压吸引装置，电外科设备，充气式升温仪，C臂X射线机。

（二）手术器械

骨科手术器械包，骨科手术敷料包，机器人相关器械，置入物及相关器械。

五、手术间布局

患者取仰卧位，光学跟踪相机置于患者头部正中上方或术侧头端，主控台位于患者术侧脚端，机械臂位于术侧贴近手术床中部，麻醉机器位于患者头端，主刀医生位于术侧，器械车及洗手护士位于术侧，3D-C臂X射线机位于健侧（图8-3）。

六、手术步骤及护理配合

机器人辅助喙突骨折闭合复位内固定术的手术步骤及护理配合见表8-1。

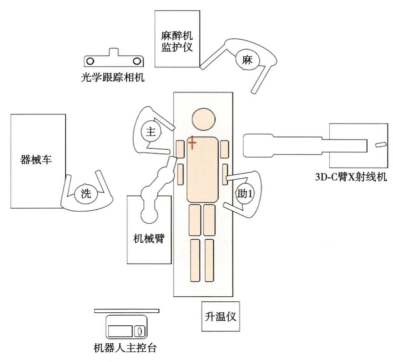

图 8-3　机器人辅助下喙突手术间布局示意图

表 8-1　机器人辅助喙突骨折闭合复位内固定术的手术步骤及护理配合

手术步骤	护理配合
1. 术前准备	根据患者手术部位按照室间布局图摆放好机器人各仪器设备（见图 8-3，图 8-4A）。连接电源，启动系统。检查机器人设备是否齐全，检查功能是否正常。登录系统，输入患者信息与机器人配套器械编号进行注册。
2. 洗手护士提前准备	洗手护士提前 20～30min 洗手，整理无菌台，检查器械完整性，与巡回护士配合规范安装机器人无菌保护套，安装机器人跟踪器，安装双平面标定器。
3. 消毒铺巾，手术核查	洗手护士协助术者消毒铺巾、粘贴无菌手术薄膜，连接仪器设备，妥善固定各种管路。核对患者信息，确保正确的手术部位。
4. 安装患者跟踪器	洗手护士协助主刀医生将患者跟踪器安装在术侧肩峰上，患者跟踪器朝向头端光学跟踪相机，并与半螺纹针（克氏针）紧密连接，避免松动。安放时需要考虑术中机械臂运行是否会对患者跟踪器造成碰撞和遮挡，注意患者跟踪器安放角度可能会对机械臂运行产生影响。
5. 采集定位图像	洗手护士传递双平面标定器，双平面标定器摆放于手术部位中心区域，注意机械人跟踪器和患者跟踪器对 NDI 光学相机信号接收的影响。调整手术床合适高度，采集术区正侧位，确定手术区域，要求定位标尺珠正侧位透视均可见，行 3D 图片采集。
6. 规划手术路径	采集图片确认后可以活动机械臂，卸下标尺更换导向器。巡回护士协助用电脑鼠标选择入钉位置拉至所需长度，调整优化手术螺钉路径（图 8-4B）。

手术步骤	护理配合
7. 导针置入	运行机械臂至规划位置（图 8-4C），将套筒放置在导向器中，确认精度，空心钻钻入导针到合适深度，置入导针（图 8-4D），透视验证导针位置（图 8-4E、图 8-4F）满足手术要求。
8. 内固定物置入	台下机器人操作平台规划打钉路线后，递空心钉固定骨折端。透视确认确认内固定状态（图 8-5）。
9. 整理器械	协助医生分离器械臂，整理机器人器械，核对手术用品数量及完整性，准备生理盐水冲洗伤口。
10. 关闭切口，手术结束	洗手护士与巡回护士清点手术器械，逐层缝合，无菌敷料包扎。
11. 撤离机器人并安全归位	将机器人控制台车和机械臂移动至安全位置，拆除机器人无菌套。巡回护士将机器人机械臂、操作台及 C 臂 X 射线机进行清洁擦拭后，盖好防尘罩推回指定存放区域。

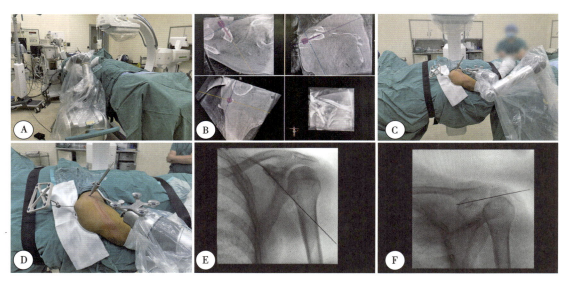

图 8-4　右侧喙突骨折病例

A. 手术间设备布局；B. 术中规划；C、D. 机器人辅助下置入导针；E、F. 置入导针后的影像。

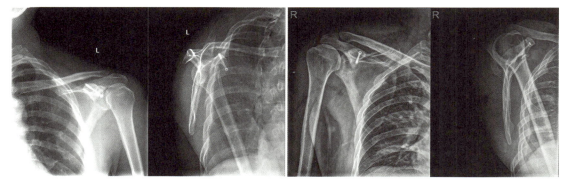

图 8-5　喙突骨折病例术后影像

第二节　肩锁关节脱位内固定术

肩锁关节是肩带与躯干相连的重要枢纽，作用于上肢的应力都要通过肩锁关节进行传导。

肩锁关节脱位（图 8-6）多由直接暴力所致，约占肩部损伤的 12%。男性发病率是女性的 5～10 倍。肩锁关节不完全损伤率大约是完全损伤率的 2 倍，年龄小于 30 岁者占多数，其中大部分是轻度损伤和半脱位。在美国，这些病例主要是体育项目运动损伤，美式足球运动员极为常见此类损伤。在其他发达国家则常见于橄榄球项目、足球项目等。中国以骑摩托车、自行车摔倒者较常见。

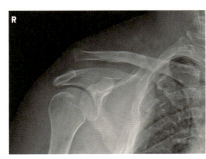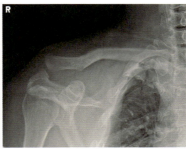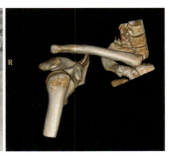

图 8-6　右侧肩锁关节脱位病例的影像

肩锁关节损伤会造成整个上肢的功能障碍，严重影响患者的生活质量。机器人辅助下行肩关节复位内固定术具有切口小、恢复快、缩短手术及住院时间等优点，通过建立骨隧道，使得锁骨和喙突进行弹性固定，不易出现肩关节的不适，而且更加稳定，有效解决传统手术精准差、视野差等问题。

一、适应证与禁忌证

（一）适应证

1. 新鲜的 Rockwood Ⅳ、Ⅴ、Ⅵ型损伤。

2. 身体瘦，锁骨外侧突出的患者。

3. 重体力劳动者、体育活动多的年轻患者以及专业的投掷运动员等对肩关节功能要求高的患者。

（二）禁忌证

身体基础状况很差，合并严重器质性疾病等病变，无法耐受手术的患者。

二、麻醉方式

全身麻醉。

三、手术体位

仰卧位。与喙突手术体位相同，患者仰卧，术侧肩下用软枕垫高，双手自然放于身体两侧（见图 8-2）。

四、物品准备

（一）设备

机器人光学跟踪相机，主控移动操作平台，机械臂，负压吸引装置，电外科设备，充气式升温仪，3D-C 臂 X 射线机。

（二）手术器械

骨科手术器械包，骨科手术敷料包，机器人器械，关节镜系统，肩关节器械，置入物及相关器械。

五、手术间布局

患者取仰卧位，光学跟踪相机置于患者头部正中上方或术侧头端，主控台位于患者术侧脚端，机械臂位于术侧贴近手术床中部，麻醉机器位于患者头端，主刀医生位于术侧，器械车及洗手护士位于术侧，3D-C 臂 X 射线机位于健侧（见图 8-2、图 8-3）。

六、手术步骤及护理配合

机器人辅助肩锁关节脱位内固定术的手术步骤及护理配合见表 8-2。

表 8-2　机器人辅助肩锁关节脱位内固定术的手术步骤及护理配合

手术步骤	护理配合
1. 术前准备	根据患者手术部位按照室间布局图摆放好机器人各仪器设备（图 8-7A）。连接电源，启动系统。检查机器人设备是否齐全，检查功能是否正常。登录系统，输入患者信息与机器人配套器械编号进行注册。
2. 洗手护士提前准备	洗手护士提前 20～30min 洗手，整理无菌台，检查器械完整性，与巡回护士配合规范安装机器人无菌保护套，安装终端校动器，安装反射球。
3. 消毒铺巾，手术核查	洗手护士协助术者消毒铺巾、粘贴无菌手术薄膜，连接仪器设备，妥善固定各种管路。核对患者信息，确保正确的手术部位。
4. 安装患者跟踪器	洗手护士协助主刀医生将患者跟踪器安装在术侧肩峰上，注意固定半螺纹针（克氏针）方向，使患者跟踪器在患者外侧并朝向头端光学跟踪相机（图 8-7B）。安装时需要考虑术中机械臂运行是否会对示踪器造成碰撞和遮挡，注意示踪器安装角度可能会对机械臂运行产生影响。
5. 采集定位图像	洗手护士传递定位标尺，采集定位标尺摆放于肩锁关节手术部位中心区域，注意机械臂示踪器和患者跟踪器对 NDI 光学相机信号接收的影响。调整手术床合适高度，采集术区正侧位，确定手术区域，要求定位标尺珠正侧位透视均可见，行 C 臂 3D 图片采集（图 8-7B）。

手术步骤	护理配合
6. 规划手术路径	采集图片后，规划锁骨和喙图平面，电脑鼠标选择导针位置拉至所需长度，调整优化手术入路（图 8-7C）。
7. 导针置入	卸下标尺更换导向器，将套筒放置在导向器中，分别在喙突及喙突对上的锁骨确认精度，空心钻钻入导针到合适深度，置入导针，透视验证导针位置满足手术要求。
8. 顺着导针扩髓	锁骨和喙突的带针确认精度后分别用 2.0 的空心钻扩髓。
9. 置入带祥钛板	顺着导针方向先从锁骨开孔口由上而下用导丝将带祥钛板带入，再把带祥钛板的另外一端顺着导针的方向从喙突的开口由下而上用导丝把带祥钛板的线带出（图 8-8A）。
10. 调整、固定钛板	调整带祥钛板到适合的位置及适合松紧度，打结固定带祥钛板（图 8-8B）。
11. 验证确认	C 臂拍片验证（图 8-9）。
12. 整理器械	协助医生分离器械臂，整理机器人器械，核对手术用品数量及完整性。
13. 关闭切口，手术结束	洗手护士与巡回护士清点手术器械，逐层缝合，无菌敷料包扎。
14. 撤离机器人并安全归位	将机器人控制台车和机械臂移动至安全位置，拆除机器人无菌套。巡回护士将机器人机械臂、操作台及 3D-C 臂进行清洁擦拭后，盖好防尘罩推回指定存放区域。

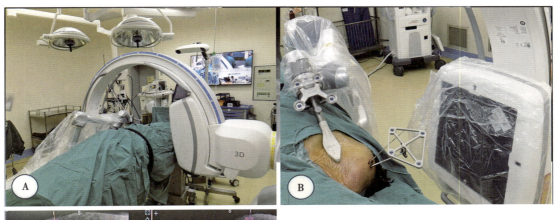

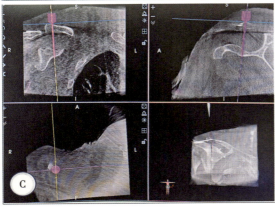

图 8-7 右侧肩锁关节脱位手术照片

A. 右侧肩锁关节脱位手术间布局；B. 患者跟踪器安装与采集图像；C. 手术规划。

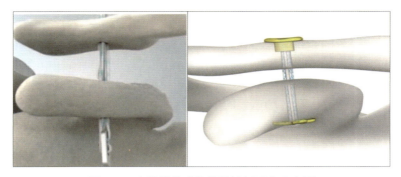

图 8-8　肩锁关节脱位带袢钛板固定示意图

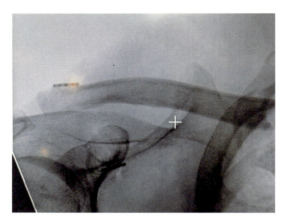

图 8-9　术后影像

第三节　腕舟骨骨折闭合复位内固定术

腕舟骨是腕骨中最容易发生骨折的部位，腕舟骨骨折（图 8-10）约占全身所有骨折的

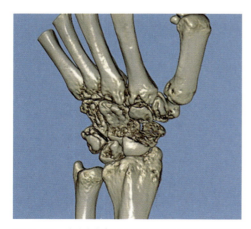

图 8-10　左侧腕舟骨骨折 CT 三维重建影像

2%，占腕骨骨折的 60% 以上。目前临床主要采用外科手术治疗腕舟骨骨折，其中经皮空心螺钉内固定术最为常用，具有操作简便、固定牢靠等优势，但存在导针定点困难、导针方向和螺钉长度难以确定等难题。然而，腕舟骨具有独特的不规则解剖形态，传统的手术方式下将螺钉置入理想的舟骨中轴线位置难度大，很难保证良好的效果，骨科机器人导航能够提供准确的定位，解决这一难题。随着国产骨科手术机器人的成熟发展，机器人辅助腕舟骨螺钉治疗不稳定性骨折逐渐成为新兴的手术方法。

一、适应证与禁忌证

（一）适应证

均经 X 线或 CT 检查确诊为腕舟骨骨折；单侧骨折；就诊时间 <72h；骨折无移位或移位 <1mm，成角 <15°。

（二）禁忌证

凝血功能异常；腕关节受伤史及手术史；合并其他部位多处骨折或韧带损伤；合并腕关节创伤性关节炎；病理性骨折；严重肝肾功能障碍。

二、麻醉方式

成人：上肢臂丛神经阻滞麻醉或全身麻醉。

儿童：臂丛神经阻滞联合全身麻醉。

三、手术体位

仰卧位。患肢向外伸展于可透 X 射线侧台上，手掌朝上，腕关节安置于托架上，手腕背伸（图 8-11）。

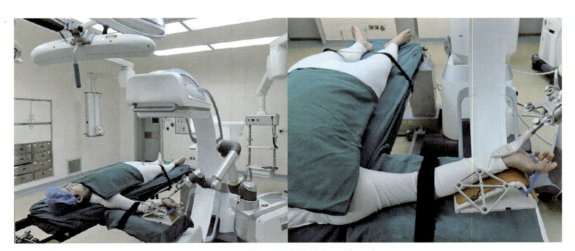

图 8-11　腕舟骨手术体位与手术间布局

四、物品准备

（一）设备

骨科手术机器人系统，3D-C 臂 X 射线机，手术床，可透 X 射线侧台，温毯仪，负压吸引装置。

（二）基础用物

骨科手术器械包，骨科手术敷料包，置入物及相关器械。

五、手术间布局

以患者右侧腕舟骨手术为例：麻醉机处在患者头部，方便术中麻醉管理，机器人光学跟踪相机位于麻醉机左侧靠近床头，机器人机械臂位于侧台右侧或侧台脚端方向，3D-C臂X射线机位于手术床患侧脚端，主控移动操作平台位于3D-C臂X射线机旁，手术医生和洗手护士位于侧台两侧（图8-12）。

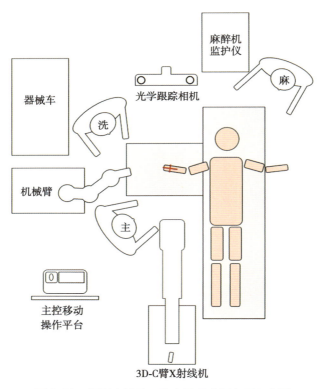

图 8-12　机器人辅助下腕舟骨手术间布局示意图

六、手术步骤及护理配合

机器人辅助腕舟骨骨折闭合复位内固定术的手术步骤及护理配合见表8-3。

表 8-3　机器人辅助腕舟骨骨折闭合复位内固定术的手术步骤及护理配合

手术步骤	护理配合
1. 术前准备	患者麻醉后取仰卧位，患肢外展放置于全透手术台，常规消毒铺巾后，手腕部固定于无菌腕关节固定支架上，使用无菌固定带将整体固定于手术台以确保手术全程无位移（图8-13A、图8-13B）。根据患者手术部位按照室间布局图摆放好机器人各仪器设备。连接电源，启动系统。检查机器人设备是否齐全，检查功能是否正常。登录系统，输入患者信息与机器人配套器械编号进行注册。

手术步骤	护理配合
2. 洗手护士提前准备	洗手护士提前 20～30min 洗手，整理无菌台，检查器械完整性，与巡回护士配合规范安装机器人无菌保护套，安装终端校动器，安装反射球。
3. 消毒铺巾，手术核查	洗手护士协助术者消毒铺巾、粘贴无菌手术薄膜，连接仪器设备，妥善固定各种管路。核对患者信息，确保正确的手术部位。
4. 患者跟踪器的安放	患者跟踪器固定在腕关节固定架一侧，安放时需要考虑术中机械臂运行是否会对跟踪器造成碰撞和遮挡，注意跟踪器安放角度可能会对机械臂运行产生影响，机械臂跟踪器因为只有一个面朝向，所以尽量考虑和患者跟踪器的朝向在一个面，NDI 相机才能更好地接收信号（图 8-13C）。
5. 术前影像定位采集	采集定位板摆放于手术部位中心区域，注意机械臂跟踪器和患者跟踪器对 NDI 光学相机信号接收的影响。调整手术床合适高度，采集术区正侧位，确定手术区域，要求标尺定位珠正侧位透视均可见，行 3D 图片采集，C 臂 3D 扫描成功后，通过 C 臂软件发送 DICOM 数据至机器人。C臂摆放于患侧跟手术床平行，做 C 臂运行碰撞测试，注意扫圈运行时是否会对术中无菌区域产生影响，机械臂摆放于患侧，需要注意摆放的位置是否会对 C 臂运行产生影响，机械臂跟踪器是否利于 NDI 光学相机信号采集，充分考虑术中机械臂运行的便利性（图 8-13C）。
6. 图像配准及规划手术路径	传图成功后机器人自动计算图像误差量在手术要求的范围之内，确认后可以活动机械臂，卸下标尺更换导向器。调整图像质量确定规划平面，电脑鼠标选择入钉位置拉至所需长度，调整优化手术螺钉路径。拖持机器人至预置钉姿态，使机器人跟踪器和患者跟踪器被光学跟踪相机所见，选中所要运行螺钉，点击运行按钮，进入模拟界面，注意观察模拟状态下机械臂的运行位置，调整偏移量和偏转角度，使机器人先运行到最长距离位置，此时做经皮切口，逐步接近合适距离，微调路径（图 8-13D）。
7. 置入导针	选择合适的置入物导针，上电钻，尽量减少摆动，以免影响精准度；待机器人完成导向后，将空心套筒放置到导向器中，确认精确度，待导向运行完成后，空心钻置入导针到合适深度，置入导针。
8. 透视验证导针位置	采集正侧位透视图像，验证所有置入导针安全并满足手术要求。（图 8-13E）。
9. 置入螺钉	测量导针置入长度，选择合适的螺钉。透视确定螺钉置入情况（图 8-13F、图 8-14）。
10. 整理器械	协助医生分离器械臂，整理机器人器械，核对手术用品数量及完整性。
11. 关闭切口，手术结束	洗手护士与巡回护士清点手术器械，逐层缝合，无菌敷料包扎。
12. 撤离机器人并安全归位	将机器人控制台车和机械臂移动至安全位置，拆除机器人无菌套。巡回护士将机器人机械臂、操作台及 3D-C 臂进行清洁擦拭后，盖好防尘罩推回指定存放区域。

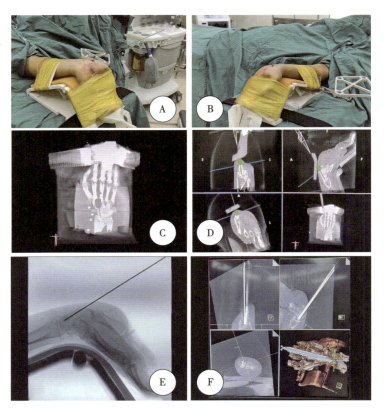

图 8-13　机器人辅助下腕舟骨手术

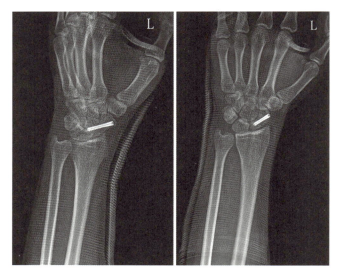

图 8-14　腕舟骨术后影像

七、注意事项

1.术前准备　应提前进入手术间完善各项准备，保证手术准时开始，避免因手术配合、工作部件安装问题延长手术时间。注意手术区域摆位需要满足 C 臂 X 射线机、机械臂、光学相机以及手术医生操作的便利性。

2. 图像采集前准备　患者跟踪器反射面尽量朝头端外侧稍倾斜，机械臂示踪器和患者跟踪器尽量处于一个平面，有利于光学相机图像采集。

3. 图像采集　调整手术床使手术部位处于合适高度，采集正侧位图像，根据标尺钢珠位置确定手术区域，注意正侧位均要见到全部钢珠避免遮挡和采集不全。采集传输图像后自动配准误差确认，如图像不能确认需要重新采集。

4. 手术操作　主刀医生切皮后手术操作注意导针顺套筒方向，微调至 0.5mm 以下即可置入导针，切勿用力向内推进。

5. 洗手护士与供应中心工作人员清点交接机器人手术器械，由专业人员按精密器械进行手工清洗及维护保养。回收、转运及交接过程中应单独放置，避免磕碰，如发现机器人器械任一零部件出现破损、断裂、变形、连接不牢固和反光球磨损等情况，应及时联系厂家人员对机器人器械工具进行维护与校准。

6. 巡回护士将机器人机械臂、操作台及 3D-C 臂进行清洁擦拭后，盖好防尘罩推回指定存放区域。仪器设备放置在机器人专用手术间内以便于使用，也减少移动带来的损害。根据使用频次，定期请专业的工程师对仪器进行校准、保养和维护。

第九章

机器人辅助下肢手术配合与护理

第一节　股骨颈骨折闭合复位内固定术

　　股骨颈骨折（图9-1）占成人骨折3.6%，主要发生于老年人，多为低能量损伤；青年人股骨颈骨折多为高能量损伤，常有合并伤。对于大多数股骨颈骨折而言，手术治疗是首选的治疗方式。对于年轻患者，内固定治疗是首选，而对于老年患者，需结合骨折类型、骨骼质量及患者的身体状况综合决定，有的选择行内固定治疗，有的选择行关节置换术。同时随着医疗科技的不断发展，诊疗措施有了很大的进步，因此手术治疗手段也在不断地进步，使手术更加精准和微创。目前，3枚空心螺钉是治疗股骨颈骨折的"金标准"。但是在临床上，由于手术医生技术和临床经验的差异，手术体位以及器械精准度的差异使得手术医生难以完成精准的手术。而反复操作容易造成股骨头坏死，因此机器人辅助空心钉装置技术在临床应用显得尤为重要。

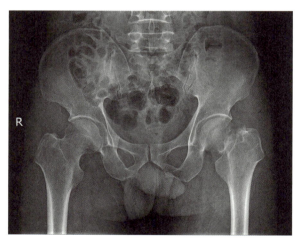

图 9-1　股骨颈骨折影像

一、适应证与禁忌证

（一）适应证

1. 无移位型股骨颈骨折分型，即 Garden Ⅰ 或 Garden Ⅱ 型股骨颈骨折。

2. 新鲜且闭合性股骨颈骨折患者。

3.身体状况良好，无严重器质性病变，可以耐受手术的患者。

（二）禁忌证

1.移位型股骨颈骨折分型，即 Garden Ⅲ 型及 Garden Ⅳ 型股骨颈骨折。

2.肿瘤等导致的病理性股骨颈骨折。

3.身体基础状况很差，合并严重器质性疾病，无法耐受手术的患者。

二、麻醉方式

椎管内阻滞或插管全麻。

三、手术体位

改良平卧下肢牵引体位。健侧上肢外展放于托手板上，肩关节外展不超过 90°，远端关节稍高于近端关节，于健侧上肢建立静脉通道，利于术中观察；健侧下肢屈髋约 45°，足部置于足部固定牵引支架上，膝关节微屈，而对于个子矮小或者小腿截肢后患者，可采用截石位架；患侧上肢肩关节内收屈肘置于胸前，或者肩关节前屈约 90° 屈肘悬吊或置于高位托手架上；患侧臀部靠近床沿，患侧腹股沟紧贴会阴柱，注意避免生殖器受压；患侧下肢膝关节伸直，足部置于活动牵引支架上，内旋约 10°，持续牵引。胸背部采用笔者团队自制的背带型固定带固定，防坠床（图 9-2）。

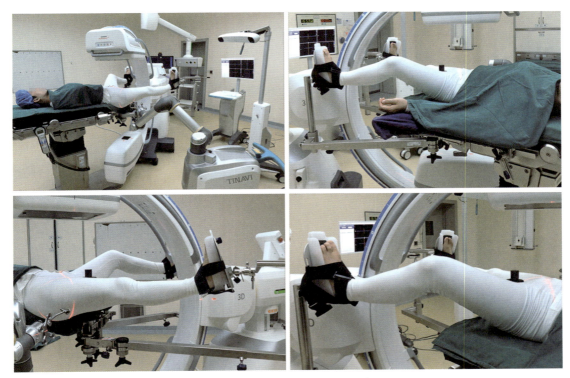

图 9-2　改良平卧下肢牵引体位

四、物品准备

（一）设备

C臂 X 射线机，骨科牵引床，骨科机器人设备：主控操作移动平台、机械臂、光学跟踪相机。

（二）手术器械

骨科手术器械包、骨科手术敷料包、机器人相关器械、置入物及相关器械。

五、手术间布局

股骨颈骨折患者采用的是改良仰卧下肢牵引体位，光学跟踪相机以及机器人主控台置于手术床尾端；机械臂置于患肢同侧的尾端。C臂 X 射线机位于患者两腿之间，与手术床底座呈 45° 夹角，手术医生、洗手护士、器械车位于患侧。充气式升温仪置于患者健侧头端，麻醉机监护仪置于患者头端（图 9-3）。

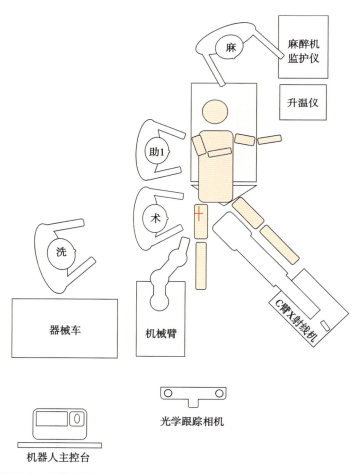

图 9-3　机器人辅助下股骨颈骨折闭合复位内固定手术间布局示意图

六、手术步骤及护理配合

机器人辅助股骨颈骨折闭合复位内固定术的手术步骤及手术配合见表9-1。

表 9-1　机器人辅助股骨颈骨折闭合复位内固定术的手术步骤及护理配合

手术步骤	护理配合
1. 术前准备	根据患者手术部位按照室间布局图摆放好机器人各仪器设备。连接电源，启动系统。检查机器人设备是否齐全，检查功能是否正常。登录系统，输入患者信息与机器人配套器械编号进行注册。
2. 洗手护士提前准备	洗手护士提前 20～30min 洗手，整理无菌台，检查器械完整性，与巡回护士配合规范安装机器人无菌保护套，安装终端校动器，安装反射球。将无菌固定器放置在保护套非开口一角并与二维基座卡紧，除去二维基座环内部无菌套。一手握持二维基座，一手将保护套开口处递给巡回护士套在机器人机械臂上；用 T 型把手旋紧导向器基座螺钉。巡回护士连接好设备，将机器人定泊在指定的位置。
3. 消毒铺巾，手术核查	洗手护士协助术者消毒、采用"幕帘式"铺巾、粘贴无菌手术薄膜，连接仪器设备，妥善固定各种管路。核对患者信息，确保正确的手术部位。
4. 安装患者二维示踪器	洗手护士传递尖刀给医生，在患者髂前上棘作 0.5～1cm 切口，弯钳分离组织，电钻安装半螺纹针，置入半螺纹针，并将患者跟踪器安装到半螺纹针上，T 型把手固定二维示踪器螺丝。巡回护士调整光学跟踪相机位置，使光球位朝向光学跟踪相机，机械臂跟踪器和患者跟踪器可以同时被识别。
5. 采集定位图像，安装牢固二维标定器	安装二维标定器，拖动机器人机械臂，选择合适的位置进行采图。
6. 采集正侧位图像，标记点识别，规划导针路径	洗手护士卸下二维标定器，安装二维引导器。规划虚拟螺钉长度以及方向，选中所要运行的虚拟螺钉，点击运行按钮，进入机械臂运行模拟界面，调整偏移量和偏转角度。使机器人先运行到最长距离位置，再逐步接近最短距离位置，微调路径。巡回护士移动机器人机械臂，协助洗手护士卸下二维标定器。
7.C 臂透视确定位置	待机械臂定位后传递套筒给主刀医生，装置导针传递给主刀医生，进行 C 臂透视。
8.置入导针	依次传递 2.8mm×240mm 套筒给主刀医生，传递 11# 刀开口，弯钳分离组织，装置导针递主刀医生，依次置入两枚导针。进行 C 臂透视，确定位置满意。
9. 测量长度	位置满意后，测量长度，选择合适的空心螺钉。
10.置入螺钉	安装空心钻头，递扩头器后，根据医生的测量深度依次递螺钉给医生，置钉后进行 C 臂透视。
11. 整理器械	协助医生分离器械臂，整理机器人器械，核对手术用品数量及完整性。
12.关闭切口，手术结束	洗手护士与巡回护士清点手术器械，逐层缝合，无菌敷料包扎。
13. 撤离机器人并安全归位	将机器人控制台车和机械臂移动至安全位置，拆除机器人无菌套。巡回护士将机器人机械臂、操作台及 C 臂 X 射线机进行清洁擦拭后，盖好防尘罩推回指定存放区域。

第二节　股骨粗隆骨折闭合复位内固定术

老年人发生跌倒的概率较大，股骨粗隆间骨折（图9-4）也是临床上老年患者的常见病，发生股骨粗隆间骨折的患者常会出现髋部疼痛、无法站立与行走的临床症状。老年髋部骨折往往导致功能丧失，严重影响生活质量，给家庭和社会带来沉重的负担。老年髋部骨折患者只有约30%的患者能够恢复到受伤前的生活状态，1年内死亡率达20%～24%。股骨近端防旋髓螺钉（proximal femoral nail antirotation，PFNA）有较好的生物力学性能以及微创的特点，目前已成为股骨粗隆间骨折的首选治疗方案。同时随着医疗科技的不断发展，诊疗措施有了很大的进步，因此手术治疗手段也在不断地进步，手术更加精准和微创。但是由于术中反复透视，不仅增加了辐射暴露剂量而且还延长了手术时间，增加出血和感染的风险，同时在临床中由于手术医生技术和临床经验的差异，手术体位以及器械精准度的差异使得置入导针及主钉难以处于理想位置。而研究表明骨科机器人辅助闭合复位PFNA内固定术治疗股骨粗隆间骨折，具有使主钉更加精确地置入到理想的位置，提高了手术质量；明显减少了术中导针钻孔次数、主钉置入时间，创伤更小；大幅度降低了X射线对患者及医生的损害等优势。因此机器人辅助股骨粗隆间骨折内固定手术在临床应用显得尤为重要。

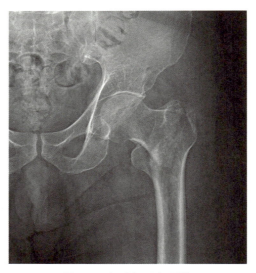

图9-4　粗隆间骨折影像

一、适应证与禁忌证

（一）适应证

1. 单侧闭合性股骨粗隆间新鲜骨折。

2. 身体状况良好，无严重器质性病变，可以耐受手术的患者。

（二）禁忌证

1. 多发伤或者开放性骨折。

2. 肿瘤等导致的病理性股骨粗隆间骨折。

3. 身体状况较差，合并严重器质性疾病等病变，无法耐受手术的患者。

二、麻醉方式

全身麻醉。

三、手术体位

改良平卧下肢牵引体位，与股骨颈骨折手术相似。健侧上肢外展放于托手板上，肩关节外展不超过 90°，远端关节稍高于近端关节，于健侧上肢建立静脉通道，利于术中观察；健侧下肢屈髋约 45°，足部置于足部固定牵引支架上，膝关节微屈，而对于个子矮小或者小腿截肢后患者，可采用截石位架；患侧上肢肩关节内收屈肘置于胸前，或者肩关节前屈约 90° 屈肘悬吊或置于高位托手架上；患侧臀部靠近床沿，患侧腹股沟紧贴会阴柱，注意避免生殖器受压；患侧下肢膝关节伸直，足部置于活动牵引支架上，内旋约 10°，持续牵引，髋关节内收 10～15°。胸背部采用笔者团队自制的背带型固定带固定，防坠床（图 9-5）。

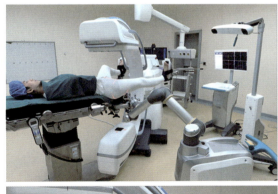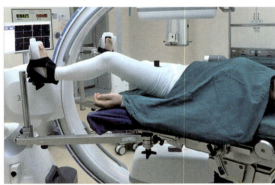

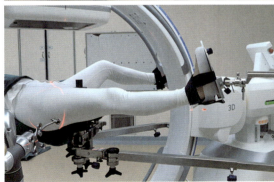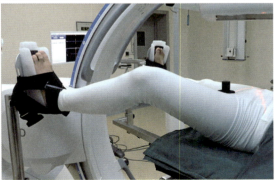

图 9-5　改良平卧下肢牵引位

四、物品准备

(一)设备

C臂X射线机，骨科牵引床，充气式升温仪，负压吸引装置，骨科机器人系统：主控操作移动平台、机械臂、光学跟踪相机。

(二)手术器械

骨科手术器械包，骨科手术敷料，置入物及相关器械，机器人配套二维导航高温灭菌定位工具包，二维导航低温灭菌定位工具包。

五、手术间布局

股骨粗隆间骨折患者采用下肢牵引体位，光学跟踪相机以及机器人主控台置于手术床尾端；机械臂置于患肢同侧的尾端。C臂X射线机位于患者两腿之间，与手术床底座呈45°夹角。充气式升温仪置于患者健侧头端，麻醉机监护仪置于患者头端。护士器械台位于患侧。股骨颈骨折患者采用的是改良仰卧下肢牵引体位，光学跟踪相机以及机器人主控台置于手术床尾端；机械臂置于患肢同侧的尾端。手术医生、洗手护士、器械车位于患侧。充气式升温仪置于患者健侧头端，麻醉机监护仪置于患者头端（图9-6）。

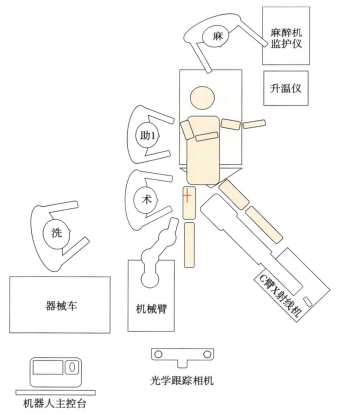

图9-6　机器人辅助下股骨颈骨折闭合复位内固定手术间布局示意图

六、手术步骤及护理配合

机器人辅助股骨粗隆间骨折闭合复位内固定术的手术步骤及护理配合见表 9-2。

表 9-2 机器人辅助股骨粗隆间骨折闭合复位内固定术的手术步骤及护理配合

手术步骤	手术配合	
1. 术前准备	根据患者手术部位按照室间布局图摆放好机器人各仪器设备。连接电源，启动系统。检查机器人设备是否齐全，检查功能是否正常。登录系统，输入患者信息与机器人配套器械编号进行注册。	
2. 洗手护士提前准备	洗手护士提前 20～30min 洗手，整理无菌台，检查器械完整性，与巡回护士配合规范安装机器人无菌保护套，安装终端校动器，安装反射球。	
3. 消毒铺巾，手术核查	洗手护士协助术者消毒铺巾、粘贴无菌手术薄膜，连接仪器设备，妥善固定各种管路。核对患者信息，确保正确的手术部位。	
4. 安装患者二维示踪器	洗手护士传递尖刀，弯钳分离组织，电钻安装 5.0cm×130cm 骨针递给医生后传递二维示踪器，并用剥离子，骨锤固定位置，T 型把手固定二维示踪器螺丝。巡回护士调整光学跟踪相机位置，使机械臂跟踪器和患者跟踪器可以同时被识别。	
5. 采集定位图像，安装牢固二维标定器	安装牢固二维标定器，套上 C 臂 X 射线机保护套。拖动机器人机械臂，选择合适的位置，妥善摆放 C 臂 X 射线机进行采图。	
6. 采集正侧位图像，标记点识别，规划导针路径	洗手护士卸下二维标定器，安装二维引导器。规划虚拟螺钉长度以及方向，选中所要运行的虚拟螺钉，点击运行按钮，进入机械臂运行模拟界面，调整偏移量和偏转角度。使机器人先运行到最长距离位置，再逐步接近最短距离位置，微调路径。巡回护士移动机器人机械臂，协助器械护士卸下二维标定器。	
7. 置入导针	待机械臂定位后传递 11# 刀开口，弯钳分离组织，装置导针递主刀医生，进行 C 臂透视。	
8. 置入髓内钉主钉	传递扩髓钻以及软组织保护器。装置体外瞄准架与主钉，扩髓完毕后递给医生置入主钉。	
9. 置入近端螺旋刀	置螺旋刀片套筒，递 11# 刀片开口，弯钳分离组织，递电钻装置导针。进行 C 臂透视。	
10. 置入远端锁定钉	更换远端锁定钉套筒，传递 11# 刀和弯钳，装置 4.0 克氏针递医生，依次递测深、螺丝批和锁钉。进行 C 臂透视	
11. 置入尾钉	递螺丝批拆卸体外瞄准架，递螺丝批和尾帽。进行 C 臂透视	
12. 整理器械，充分止血	协助医生分离器械臂，整理机器人器械，核对手术用品数量及完整性。准备大量生理盐水冲洗伤口，充分止血。	
13. 关闭切口，手术结束	洗手护士与巡回护士清点手术器械，逐层缝合，无菌敷料包扎。	
14. 撤离机器人并安全归位	将机器人控制台车和机械臂移动至安全位置，拆除机器人无菌套。巡回护士将机器人机械臂、操作台及 3D-C 臂进行清洁擦拭后，盖好防尘罩推回指定存放区域。	

第三节 股骨微创截骨延长术

Ilizarov 技术具有疗效肯定、手术创伤小、操作简单、易被患者接受等优势，现已成为慢性骨髓炎的有效治疗方式。微创连孔截骨器的发明，使截骨术更加安全微创，简化了手术操作，降低了手术难度，减少了治疗时间，费用，疗效更好，96%的患者能恢复工作能力。机器人能够针对骨科医生的痛点：对于结构复杂，毗邻重要血管神经；位置较深，术中难以充分暴露；组织坚硬，对精确性和稳定性要求高，反复透视，辐射严重等，能够达到精准定位的高要求，更加微创化，医患低辐射，而且适用范围广泛，智能标准化流程，临床实用性强。在机器人导航下，提高了导针置入的精准度，尽可能减少导针调整次数，减轻螺钉对骨组织的创伤；操作简便，减少失误，提高手术效率。

一、适应证

1. 骨不连。

2. 骨缺损。

3. 肢体畸形，外伤性、骨发育不良等引起的肢体短缩、复杂畸形合并肢体短缩、严重的骨关节畸形（图9-7）。

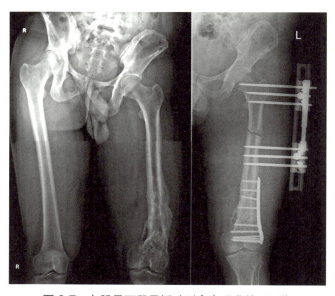

图 9-7　左股骨下段骨折畸形愈合手术前后影像

二、麻醉方式

全身麻醉、腰硬联合麻醉。

三、手术体位

仰卧位。患者全身麻醉完成后，将其摆放改良仰卧位，双上肢呈敬礼姿势置于托手板上，远端关节高于近端关节，给予海绵垫保护受压部位（见图 7-2），或者双上肢置于躯干两侧（见图 6-7）。

四、物品准备

（一）设备

C 臂 X 射线机，骨科牵引床，骨科机器人设备：主控操作移动平台，机械臂，光学跟踪相机。

（二）手术器械

骨科手术器械包，骨科手术敷料包，机器人器械，置入物及相关器械。

五、手术间布局

光学跟踪相机置于患者头部左边，麻醉机器位于患者头端右侧，主控移动操作平台位于患者右侧，3D 机位于患者右侧，机械臂位于患者左侧尾端与床尾成 45° 夹角，护士器械台位于患者左侧（图 9-8）。

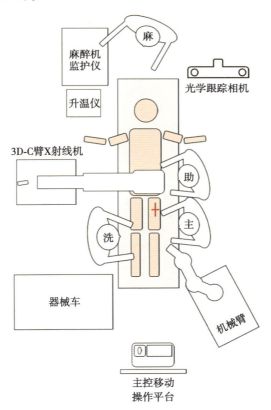

图 9-8　机器人辅助下微创截骨股骨延长术手术间布局示意图

六、手术步骤及护理配合

机器人辅助股骨微创截骨延长术手术步骤及护理配合见表9-3。

表9-3　机器人辅助股骨微创截骨延长术手术步骤及护理配合

手术步骤	手术配合
1. 术前准备	根据患者手术部位按照室间布局图摆放好机器人各仪器设备。连接电源，启动系统。检查机器人设备是否齐全，检查功能是否正常。登录系统，输入患者信息与机器人配套器械编号进行注册。
2. 洗手护士提前准备	洗手护士提前20～30min洗手，整理无菌台，检查器械完整性，与巡回护士配合规范安装机器人无菌保护套，安装机器人跟踪器，安装双平面标定器。
3. 消毒铺巾，手术核查	洗手护士协助术者消毒铺巾、粘贴无菌手术薄膜，连接仪器设备，妥善固定各种管路。核对患者信息，确保正确的手术部位。
4. 安装跟踪器	洗手护士配合主刀医生使用2.0克氏针垂直于股骨干的解剖轴，使用C臂X射线机定位示踪器的位置。
5. 规划钉孔位置	洗手护士传递尖刀切皮、分离皮下组织，用止血钳分开软组织建立通道，用电钻装置直径4.5mm半螺纹针，安装好示踪器，导航规划钉孔的位置和间距。
6. 股骨近端置入半螺纹钉	递给医生尖刀切开皮肤、皮下组织，用止血钳分开软组织建立进针通道，在智能机器人导航下在股骨近端小转子下5cm置入3枚直径6.0mm半螺纹针固定，再次透视确认位置符合要求，予以构型外侧单边支架股骨。
7. 股骨远端定位安装支架	递给医生尖刀切开皮肤、皮下组织，用止血钳分开软组织建立进针通道，在智能机器人导航下在股骨远端内外髁置入3枚直径6.0mm半螺纹针，透视检查置入的角度及深度；递给医生半环支架锁定，递电钻给医生，在内侧置入直径6.0mm半螺纹针及克氏针辅助锁定，与外固定器连接固定。
8. 定位股骨截骨平面	在智能机器人导航下医生规划出股骨截骨平面，递给医生记号笔做好标记，递尖刀切开皮肤、皮下组织，用止血钳分开软组织建立进针通道，在股骨中段置入2枚直径6.0mm半螺纹针。
9. 股骨截骨	松开股骨近端和远端之间延长杆的螺栓后，递尖刀切开皮肤、皮下组织长约0.6cm，递止血钳给医生分开软组织达骨面，递微创连孔截骨器，递电钻钻孔，插入固定导针，C臂透视检测钻孔情况。连续钻孔结束后，取出截骨器，再次透视检查钻孔已达两侧骨皮质即可。递窄骨刀插入切口于钻孔处截骨。重新拧紧外固定架。
10. 整理机器人器械，充分止血	协助医生分离器械臂，整理机器人器械，核对手术用品数量及完整性。准备大量生理盐水冲洗伤口。
11. 关闭切口，手术结束	洗手护士与巡回护士清点手术器械，逐层缝合，无菌敷料包扎。
12. 撤离机器人并安全归位	将机器人控制台车和机械臂移动至安全位置，拆除机器人无菌套。巡回护士将机器人机械臂、操作台及3D-C臂进行清洁擦拭后，盖好防尘罩推回指定存放区域。

第四节　距骨骨折闭合复位内固定术

后足由跟骨、距骨和距下关节组成。距骨因解剖结构较复杂，形态不规则，骨折后如治疗不及时或治疗不当，可导致足部严重功能障碍，致残率较高。手术是目前常用的治疗方式，传统手术入路为距骨内、外侧入路，能充分显露骨折端，但创伤大，皮瓣坏死、切口裂开、感染等相关并发症发生风险较高。

距骨具有独特的解剖形态和功能，没有肌肉直接附着，表面 2/3 被软骨覆盖，在小腿与足之间起连接作用，保持其解剖完整性对维持正常足部功能具有重要意义。由于距骨骨折（图 9-9）本身极易造成局部血供减少或阻断，加之手术创伤，进一步提升了距骨坏死发生的风险。因此，距骨骨折手术治疗的目标为骨折解剖复位、保护血供、减少距骨坏死和创伤性关节炎等并发症的发生。采用距骨骨折微创治疗方法，坚强固定骨折同时有利于血运重建。

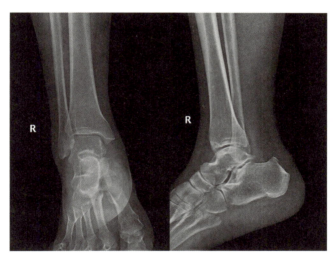

图 9-9　距骨损伤病例影像

采用骨科机器人联合 C 臂导航系统辅助经皮空心螺钉固定距骨骨折，固定精确、创伤小，可有效保护血供，具有操作简单、定位精准、微创、手术时间短、辐射损伤小、并发症少的优势。

一、适应证与禁忌证

（一）适应证
闭合性 Hawkins Ⅰ、Ⅱ型距骨颈骨折。

（二）禁忌证
1. 凝血功能障碍、严重心脑血管疾病。

2.孕妇、合并精神疾病不能耐受手术者。

3.病理性骨折。

4.开放性骨折。

二、麻醉方式

全身麻醉。

三、手术体位

俯卧位或健侧卧位。

1.俯卧位　患者头部俯卧于马镫型硅胶头圈内，双臂前伸呈环抱式置于头端，胸部用胸托支撑，双侧髂部置于髂托上，双膝下垫液体减压垫，健侧小腿稍平放，患侧踝关节置于专用斜坡垫使得足尖悬空（图9-10）。

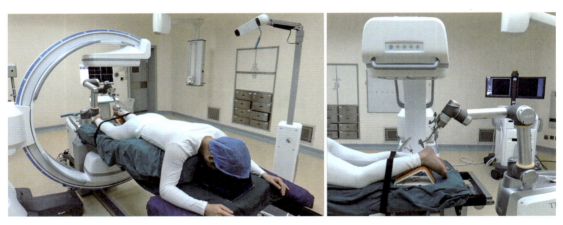

图9-10　机器人辅助距骨骨折闭合复位内固定手术体位与手术间布局

2.健侧卧位　头下置头枕，高度平下侧肩高，使脊柱呈水平位置。腋下距肩峰10cm处垫软枕。术侧上肢屈曲呈抱球状置于高位托手架上，远端关节稍低于近端关节；下侧上肢外展于托手板上，远端关节高于近端关节，共同维持胸廓自然舒展。肩关节外展或上举不超过90°，躯干前后用挡板固定于骶尾部、髂前上棘处或耻骨联合处。下侧下肢屈髋约45°，自然屈膝状态；术侧下肢稍屈髋，小腿下垫方枕（见图6-1）。

四、物品准备

（一）设备

机器人光学跟踪相机，主控移动操作平台，机械臂，电动止血仪，负压吸引装置。

（二）手术器械

骨科手术器械包，骨科手术敷料包，机器人器械，置入物及相关器械。

五、手术间布局

光学跟踪相机置于患者头端，麻醉机器位于患者头端右侧，主控移动操作平台位于患者左侧，3D-C 臂 X 射线机位于患者左侧，机械臂位于患者左侧尾端与床尾成 45° 夹角，护士器械台位于患者右侧尾端（图 9-11）。

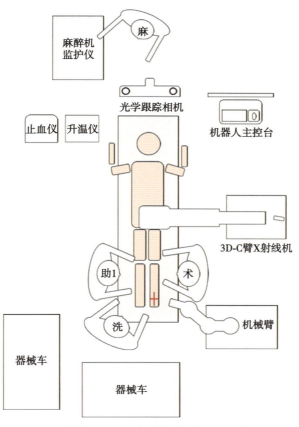

图 9-11　机器人辅助距骨骨折闭合复位内固定手术间布局示意图

六、手术步骤及护理配合

机器人辅助距骨骨折闭合复位内固定术的手术步骤及护理配合见表 9-4。

表 9-4　机器人辅助距骨骨折闭合复位内固定术的手术步骤及护理配合

手术步骤	护理配合
1. 术前准备	根据患者手术部位按照室间布局图摆放好机器人各仪器设备。连接电源，启动系统。检查机器人设备是否齐全，检查功能是否正常。登录系统，输入患者信息与机器人配套器械编号进行注册。
2. 洗手护士提前准备	洗手护士提前 20～30min 洗手，整理无菌台，检查器械完整性，与巡回护士配合规范安装机器人无菌保护套，安装终端校动器，安装反射球。

手术步骤	护理配合
3. 消毒铺巾，手术核查	洗手护士协助术者消毒铺巾、粘贴无菌手术薄膜，连接仪器设备，妥善固定各种管路。核对患者信息，确保正确的手术部位。
4. 安装示踪器	协助医生患肢放置专用托脚架，安装示踪器在托脚架上，确认安装牢固。
5. 采集并传输C臂3D定位图像	巡回护士调整手术床到合适高度，通过激光定位调整C臂合适位置，进行正侧位成像，确定标尺标记点均在C臂视野中。 启动C臂3D扫描程序（−95°～+95°）。 C臂3D扫描成功后，通过C臂软件发送DICOM数据至机器人主控台。
6. 误差确认	传图成功后机器人自动计算图像误差量在手术要求的范围之内，点击确定后，可以活动机器臂，卸下标尺（过程要注意不要碰撞到患者跟踪器）
7. 规划手术路径	调整C臂3D图像质量，矢状位上选择规划节段；横断位上，确定规划平面，选择入钉位置。在横断位和矢状位上，分别旋转定位十字线，使对应十字线位于距骨内合适位置。
8. 机器臂运行	拖持机器人至预置钉姿态，使机器人示踪器被光学跟踪相机所见。 选中所要运行的虚拟螺钉，点击运行按钮，进入机械臂运行模拟界面，调整偏移量和偏转角度。
9. 置入导针	器械护士配合医生于跟腱两旁各建立1个1cm经皮切口，钝性分离皮下组织，切开筋膜将套筒放置在导向器中；确认精度，空心钻钻入导针到合适深度，置入导针。
10. 透视验证导针位置	采集正侧位透视图像，验证所有置入导针安全并满足手术要求。
11. 置入钉棒系统	置入后透视验证螺钉位置；洗手护士传递测深尺测量长度后沿置入导针依次拧入空心螺钉2枚。
12. 整理机器人器械，充分止血	协助医生分离器械臂，整理机器人器械，核对手术用品数量及完整性。准备大量生理盐水冲洗伤口。
13. 关闭切口，手术结束	洗手护士与巡回护士清点手术器械，逐层缝合，无菌敷料包扎。
14. 撤离机器人并安全归位	将机器人控制台车和机械臂移动至安全位置，拆除机器人无菌套。巡回护士将机器人机械臂、操作台及3D-C臂进行清洁擦拭后，盖好防尘罩推回指定存放区域。

第五节　跟骨骨折闭合复位内固定术

　　作为人体最大且解剖结构最复杂的跗骨，跟骨通过其体部的三关节面与距骨形成的精密力学传导系统，支撑着人体站立时双倍体重的动态负荷。载距突的肌腱附着体系与跟腱的力学传递协同作用，使该骨骼在步态周期中兼具稳定性与灵活性。这种特殊的生物力学特性，决定了跟骨骨折的治疗需要重建其三维立体构型与动态应力传导功能（图9-12）。

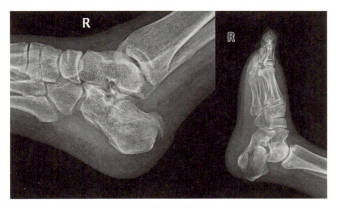

图 9-12　右侧跟骨骨折病例影像

临床治疗策略的选择需综合考虑骨折类型与软组织条件。对于无移位的关节外骨折，多采用手法复位结合石膏固定的保守治疗，但长期制动带来的关节僵硬风险不容忽视。当涉及关节面塌陷或严重粉碎性骨折时，切开复位内固定术目前仍是主流方案，通过外侧 L 形切口暴露骨折端进行解剖重建。然而传统术式受限于术野显露需求，常需广泛剥离软组织，术后切口并发症发生率居高不下，且对术者空间想象能力要求极高。

骨科机器人的介入使治疗模式发生革命性转变。术前通过薄层 CT 扫描构建骨折三维模型，智能算法可自动识别骨块位移轨迹并规划个性化复位路径。术中光学导航追踪系统与机械臂的联动，实现经皮克氏针的亚毫米级精准置入，配合机器人专用导向器完成空心螺钉的"隐形"固定。这种技术最大限度保留了骨折端的生物学环境，通过微创通道完成关节面的数字化重建，使术后早期功能锻炼成为可能。利用骨科机器人开展手术，可以让医生在手术治疗过程中得到精准定位，实现手术微创完成。通过三维影像扫描进行深层三维空间精准定位，术中将虚拟手术计划落实到现实，手术路径精准无误，机械臂进针置管是一次到位，不用反复探寻，而拥有的"透视眼"，能透过复杂的足部解剖，准确定位手术部位，让足踝手术实现微创，减少大切口给患者带来的伤害，也减少因为定位不准而对骨折端的反复穿刺。

一、适应证与禁忌证

（一）适应证
闭合性跟骨骨折，CT 扫描显示 Sanders Ⅱ、Ⅲ型骨折。

（二）禁忌证
1.凝血功能障碍、严重心脑血管疾病。

2. 孕妇、合并精神疾病不能耐受手术者。

3. 病理性骨折。

4. 开放性骨折。

二、麻醉方式

椎管内麻醉或全身麻醉。

三、手术体位

俯卧位或健侧卧位。

1. 俯卧位　患者头部俯卧于马镫形硅胶头圈内，双臂前伸呈环抱式置于头端，胸部用胸托支撑，双侧髂部置于髂托上，双膝下垫液体减压垫，健侧小腿稍平放，患侧踝关节置于专用斜坡垫使得足尖悬空（见图9-10）。

2. 健侧卧位　头下置头枕，高度平下侧肩高，使脊柱呈水平位置。腋下距肩峰10cm处垫软枕。术侧上肢屈曲呈抱球状置于高位托手架上，远端关节稍低于近端关节；下侧上肢外展于托手板上，远端关节高于近端关节，共同维持胸廓自然舒展。肩关节外展或上举不超过90°，躯干前后用挡板固定于骶尾部、髂前上棘处或耻骨联合处。下侧下肢屈髋约45°，自然屈膝状态；术侧下肢稍屈髋，小腿下垫方枕（见图6-1）。

四、物品准备

（一）设备

机器人机械臂，红外线立体相机，机器人工作站，3D-C臂X射线机，中心吸引装置，气压止血仪，升温机。

（二）手术器械

骨科手术器械包，骨科手术敷料包，机器人器械，无菌托足架，置入物及相关器械。

五、手术间布局

室间摆放碳素全透手术床，患者摆放俯卧位，做好约束，床头摆放麻醉机和心电监护装置，床尾健侧摆放手术器械车，患侧摆放机器人机械臂，床尾正中摆放红外线立体相机，相机旁边摆放机器人工作站。具体摆放和人员站位见图9-11。

六、手术步骤及护理配合

机器人辅助跟骨骨折闭合复位内固定术的手术步骤及护理配合见表9-5。

表 9-5　机器人辅助跟骨骨折闭合复位内固定术的手术步骤及护理配合

手术步骤	护理配合
1. 术前准备	根据患者手术部位按照室间布局图摆放好机器人各仪器设备。连接电源，启动系统。检查机器人设备是否齐全，检查功能是否正常。登录系统，输入患者信息与机器人配套器械编号进行注册。
2. 洗手护士提前准备	洗手护士提前 20～30min 洗手，整理无菌台，检查器械完整性，与巡回护士配合规范安装机器人无菌保护套，安装终端校动器，安装反射球。
3. 消毒铺巾，手术核查	洗手护士协助术者消毒铺巾、粘贴无菌手术薄膜，连接仪器设备，妥善固定各种管路。核对患者信息，确保正确的手术部位。
4. 安装托足架和示踪器	安装无菌托足架并对患肢进行托起及固定。托足架上面安装跟踪器。详情见"足踝体位架的组装"。
5. 采集图像	将机械臂标尺放在影像增强器下面术区位置。进行透视，确定手术区域范围（图 9-13A）。
6. 规划导针路径	将 C 臂 X 射线机上的图片传输到机器人主机上，进行配准，配准无误进行规划（图 9-13B）。
7. 置入导针	将机械臂的标尺更换为导向器，机械臂运行到规划的位置后，洗手护士递刀片切开皮肤，递电钻置入导针。运行机械臂到规划的相应位置（图 9-13C）。
8. C 臂透视定位	采集正侧位透视图像，验证所有置入导针安全并满足手术要求（图 9-13D、图 9-13E）。
9. 置入螺钉	测量导针置入长度，选择合适的螺钉。透视确定螺钉置入情况，（图 9-13F）。
10. 整理机器人器械，充分止血	协助医生分离器械臂，整理机器人器械，核对手术用品数量及完整性。准备大量生理盐水冲洗伤口。
11. 关闭切口，手术结束	洗手护士与巡回护士清点手术器械，逐层缝合，无菌敷料包扎。
12. 撤离机器人并安全归位	将机器人控制台车和机械臂移动至安全位置，拆除机器人无菌套。巡回护士将机器人机械臂、操作台及 3D-C 臂进行清洁擦拭后，盖好防尘罩推回指定存放区域。

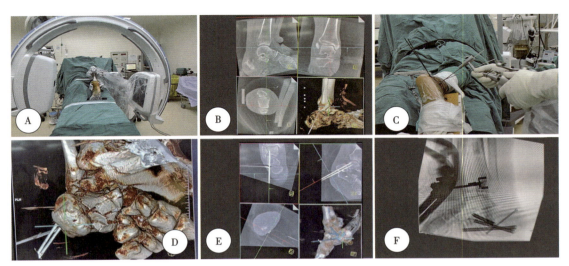

图 9-13　跟骨骨折手术照片

A. 采集影像；B. 术中规划；C. 置入导针；D、E. 透视确认导针位置；F. 置入螺钉后透视。

七、护理要点和注意事项

1. 患者体位为俯卧位，注意合理摆放体位，合理约束患者，防止坠床。

2. 术中需要 3D-C 臂 X 射线机透视，需要注意无菌要求，防止污染。

3. 机器人器械方面，所有的机器人专用器械都应轻拿轻放，防止损坏器械；所有的手拧螺钉都要锁紧，防止在使用过程中出现晃动；机器人器械可拆卸的部分，应充分拆卸清洗，打包消毒。

第十章

机器人辅助小儿骨科手术配合与护理

第一节　股骨头骺分离闭合复位内固定术

　　股骨头骨骺滑脱（slipped capital femoral epiphysis，SCFE，图 10-1），又称股骨头骺分离，是青少年常见的髋关节疾病之一，常表现为无明显诱因的髋膝疼痛和跛行，同时可伴有髋关节内旋受限和行走后疼痛加重。股骨头骨骺滑脱表现为股骨颈自股骨头的骺板向上向前位移，而股骨头向下向后滑脱，而股骨头骨骺与髋臼关节面的关系没有发生改变。SCFE 高发于 9～16 岁男性儿童，发病率为 0.02‰～0.03‰，发病率与种族、性别、年龄和地理位置有关。经原位单枚或多枚螺钉固定是治疗 SCFE 的首选方法，甚至是治疗SCFE 的"金标准"，机器人导航经皮原位固定治疗儿童股骨头骨骺滑脱安全有效，具有精准、微创、操作方便的优势，可最大程度减少儿童髋部医源性损伤，预后良好。

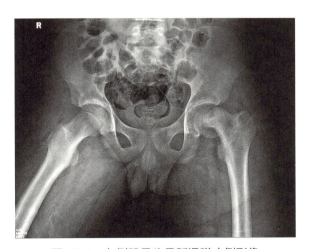

图 10-1　左侧股骨头骨骺滑脱病例影像

一、适应证

适用于可行经皮原位内固定术的股骨头骨骺滑脱。

二、麻醉方式

全身麻醉。

三、手术体位

改良平卧下肢牵引体位。健侧上肢外展放于托手板上，肩关节外展不超过 90°，远端关节稍高于近端关节，于健侧上肢建立静脉通道，利于术中观察；健侧下肢屈髋约 45°，足部置于足部固定牵引支架上，膝关节微屈，而对于身高较矮患者，可加用牵引床的延长／缩短配件或采用截石位架；患侧上肢肩关节内收屈肘置于胸前，或者肩关节前屈约 90° 屈肘悬吊或置于高位托手架上；患侧臀部靠近床沿，患侧腹股沟紧贴会阴柱，注意避免生殖器受压；患侧下肢膝关节伸直，足部置于活动牵引支架上。胸背部采用笔者团队自制的背带型固定带固定，防止坠床（见图 9-5）。

四、物品准备

（一）设备

C 臂 X 射线机，骨科牵引床，骨科机器人设备：主控操作移动平台，机械臂，光学跟踪相机，充气式升温仪。

（二）手术器械

骨科手术器械包，骨科手术敷料包，置入物及相关器械，机器人器械。

五、手术间布局

光学跟踪相机以及机器人主控台置于手术床尾端；机械臂置于患肢同侧的尾端。C 臂 X 射线机位于患者两腿之间，C 臂 X 射线机与手术床底座呈 45° 夹角。充气式升温仪置于患者健侧头端，麻醉机监护仪置于患者头端。护士器械台位于患侧。股骨颈骨折患者采用的是改良仰卧下肢牵引体位，光学跟踪相机以及机器人主控台置于手术床尾端；机械臂置于患肢同侧的尾端。手术医生、洗手护士、器械车位于患侧。充气式升温仪置于患者健侧头端，麻醉机监护仪置于患者头端（见图 9-6）。

六、手术步骤及护理配合

机器人辅助股骨头骺分离闭合复位内固定术的手术步骤及护理配合见表 10-1。

表 10-1 机器人辅助股骨头骺分离闭合复位内固定术的手术步骤及护理配合

手术步骤	护理配合
1. 术前准备	根据患者手术部位按照室间布局图摆放好机器人各仪器设备。连接电源，启动系统。检查机器人设备是否齐全，检查功能是否正常。登录系统，输入患者信息与机器人配套器械编号进行注册。
2. 洗手护士提前准备	洗手护士提前 20～30min 洗手，整理无菌台，检查器械完整性，与巡回护士配合规范安装机器人无菌保护套，安装终端校动器，安装反射球。

手术步骤	护理配合
3. 消毒铺巾，手术核查	洗手护士协助术者消毒铺巾、粘贴无菌手术薄膜，连接仪器设备，妥善固定各种管路。核对患者信息，确保正确的手术部位。
4. 安装患者跟踪器	洗手护士传递尖刀，在患侧髂前上棘切开皮肤，弯钳分离组织，电钻安装示踪器骨针传递给医生，在患者髂前上棘置入示踪器骨针，将机械臂标尺放在增影下术区位置。
5. 采集定位图像，规划导针路径	由 C 型臂 X 射线机定位患侧髋关节进行采图，数据导入机器人电脑系统，在系统中设计路径，规划空心钉入针方向及深度，计算机上测量拟置入的空心钉长度（适宜长度）。
6. 机械臂运行	将 C 臂 X 射线机上的图片传输到机器人主机上，进行配准，卸下标尺，安装引导器，选中运行的虚拟螺钉，进入机械臂运行模拟界面，调整偏移量及偏转角度，使机器人先运行到最长距离，再逐步接近最短距离位置，微调路径。
7. 钻入导针	机器人机械臂运行至规划入针点位置后，传递刀片切开大腿上段外侧皮肤，放置套筒并抵至股骨粗隆外侧骨皮质，传递电钻置入导针。
8. 测量长度	由 C 型臂 X 射线机透视检查导针位置适宜，长度适宜。测量导针置入长度，选择合适的空心螺钉。
9. 置入空心螺钉	分别置入 2 枚适宜长度的空心钉，取出导针，再次透视检查患侧髋关节正侧位，空心钉完全在钉道内，置钉满意，股骨头颈对位对线可，空心钉位置达到术前规划路径位。
10. 整理机器人器械，充分止血，关闭切口	协助医生分离器械臂，整理机器人器械，核对手术用品数量及完整性。洗手护士与巡回护士清点手术器械，准备生理盐水冲洗术野，逐层缝合关闭伤口，无菌敷料外敷，手术完毕。
11. 撤离机器人并安全归位	将机器人控制台车和机械臂移动至安全位置，拆除机器人无菌套。巡回护士将机器人机械臂、操作台及 3D-C 臂进行清洁擦拭后，盖好防尘罩推回指定存放区域。

七、注意事项

1. 正确摆放手术体位　患者取平卧位，置于骨科牵引床上，患肢予牵引，内收内旋约 15°，躯干向健侧侧偏约 10°。其难点是会阴部的保护、患侧上肢的安置和管道的管理。

2. 使用保护性约束　股骨头骨骺滑脱多见于 9～14 岁青少年，术中注意患儿的安全，可使用背带约束带，防止坠床，同时患侧上肢使用约束带约束于胸前。

3. 预防压力性损伤　手术过程中患者会阴部放置会阴柱形成对抗力，以达到牵引、固定的效果。会阴与会阴柱之间需加垫大棉垫，以减轻对会阴部的压迫，男患者注意保护阴茎和阴囊。牵引患肢，需用棉垫保护患者的足踝及足部，防止牵引时损伤。

4. 青少年儿童更应该注重对其的射线防护。

第二节　髋关节发育不良髋臼周围截骨术

　　发育性髋关节发育不良（developmental dysplasia of hip，DDH，图 10-2）是由先天性或发育性因素导致的一组髋关节结构异常性疾病。早期保守治疗采用髋关节闭合复位，用人体位石膏固定，DDH 残余和逐渐加重仍有发生。临床上采用髋臼周围截骨术（periacetabular osteotomy，PAO）能够改善髋臼对股骨头的覆盖、降低头臼负重区应力、缓解髋关节软骨磨损、预防髋关节骨关节炎的发生、有效地改善症状、推迟或避免髋关节置换、提高生活质量。PAO 手术的开展，对大龄儿童 DDH 的治疗有很大优势和很好的效果。使用机器人辅助 PAO 截骨，可以有效地减少坐骨神经损伤，减少患者的术后并发症，促进患者康复。

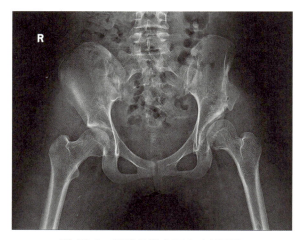

图 10-2　髋关节发育不良病例影像

一、适应证

1. 年龄 10～50 岁。

2. Hartofilakidis 分型 I 型。

3. 骨关节炎 0～II 期。

4. 有髋关节疼痛症状。

二、物品准备

（一）设备

　　骨科手术机器人系统，C 臂 X 射线机，碳素手术床，充气式升温仪，负压吸引装置，电外科设备，自体血回收机。

（二）手术器械

骨科手术器械包，骨科手术敷料包，置入物及相关器械，机器人器械。

三、麻醉方式

全身麻醉。

四、手术体位

仰卧位，患侧臀部垫高。

五、手术间布局

术前将主控移动操作平台安置于无菌区之外，置于手术床尾端靠墙边，方便操作者工作及光学跟踪相机采集数据。

光学跟踪系统置于手术床尾，机械臂置于患者患侧，与手术床相距约 50cm，与手术床形成约 45° 夹角，方便手术医生操作，C 臂 X 射线机放患侧、健侧均可。充气式升温仪置于患者患侧头端，自体血回收机、麻醉机监护仪置于患者健侧头端。洗手护士及器械车位于患侧（图 10-3）。

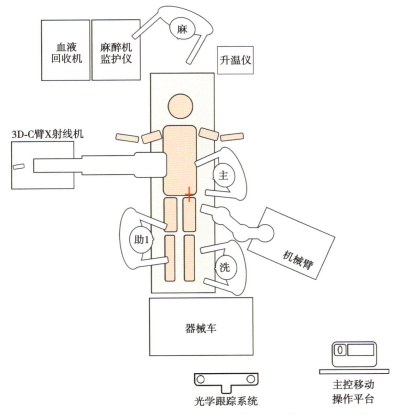

图 10-3　机器人辅助下 DDH 髋臼周围截骨术手术间布局示意图

六、手术步骤及护理配合

机器人辅助下 DDH 髋臼周围截骨术的手术步骤及护理配合见表 10-2。

表 10-2　机器人辅助下 DDH 髋臼周围截骨术的手术步骤及护理配合

手术步骤	护理配合
1. 术前准备	根据患者手术部位按照室间布局图摆放好机器人各仪器设备。连接电源，启动系统。检查机器人设备是否齐全，检查功能是否正常。登录系统，输入患者信息与机器人配套器械编号进行注册。
2. 洗手护士提前准备	洗手护士提前 20～30min 洗手，整理无菌台，检查器械完整性，与巡回护士配合规范安装机器人无菌保护套，安装终端校动器，安装反射球。
3. 消毒铺巾，手术核查	洗手护士协助术者消毒铺巾、粘贴无菌手术薄膜，连接仪器设备，连接自体血回收装置，妥善固定各种管路。核对患者信息，确保正确的手术部位。
4. 大腿外侧切口	洗手护士传递记号笔给术者规划手术切口，传递 23# 刀行大腿外侧自股骨粗隆顶向下切口，依次传递电刀、齿镊、弯钳分离组织、止血。传递 S 拉钩，骨科剥离子分离骨膜暴露术野。
5. 股骨截骨	传递记号笔尺子测量截骨长度，传递有齿直钳或者持骨器固定股骨，传递电锯截骨
6. 置入内固定物	传递合适的钢板固定截骨端，依次传递麻花钻，测深器、螺丝批，置入内固定螺钉。C 臂 X 射线机透视，确定内固定位置满意。
7. 缝合股骨切口	洗手护士与巡回护士清点手术器械，准备生理盐水冲洗伤口，充分止血，传递缝针逐层缝合股骨切口。
8. 安装示踪器	洗手护士传递尖刀，在患侧髂前上棘切开皮肤，在健侧髂前上棘置入克氏针，将患者跟踪器旋紧安装在克氏针上，并将反光球朝向定位相机方向。示踪器应与克氏针紧密连接，避免松动。
9. 采集定位图像	安装固定定位标尺，将 C 臂 X 射线机调整到骨盆合适的位置，拖持机器人机器臂使定位标尺在透视视野中，依次采集定位图像。
10. 规划手术路径	将 3D-C 臂 X 射线机上的图片导入机器人主控台，规划坐骨支截骨位入针路径。
11. 钻入导针	将机械臂运行到规划坐骨支截骨入针点，传递电钻置入两支 2.5 克氏针，一支在坐骨支内侧缘，一支在坐骨支外侧缘。
12. 内收肌平行于腹股沟皮纹切口	传递 23# 刀做内收肌平行于腹股沟皮纹切口，依次传递电刀、齿镊子、弯钳分离组织，切断内收肌。
13. 耻骨支截骨	3D-C 臂 X 射线机透视确定位置，传递骨凿、骨锤给术者进行耻骨支截骨。
14. SmithPeterson 髋关节外侧切口	传递 23# 刀做髋关节前入路切口，依次传递电刀、齿镊子、弯钳分离切断组织，传递髋关节拉钩暴露术野。

手术步骤	护理配合
15. 髂前上棘部分凿断	传递电锯、骨凿、骨锤凿断部分髂前上棘，传递剥离子分离骨膜，传递撑开器由髂前上棘凿断部分向内牵开。
16. 锯开髂骨至弓形线	沿闭孔向下分离骨盆髂骨后方骨膜，传递电锯锯开髂骨至弓形线。
17. 按规划路径完成截骨	传递电锯和骨凿沿机器人定位克氏针位置，向坐骨支内侧缘和后侧缘凿开，3D-C 臂 X 射线机全方位扫描拍片，确定截图满意。
18. 克氏针临时固定股骨头	传递电钻，钻入克氏针，3D-C 臂 X 射线机透视。
19. 置入骨块，置入空心螺钉	将截取的股骨块置入到髋臼骨块和骨盆的间隙里，传递电钻，钻入导针，3D-C 臂 X 射线机透视确定位置，测量长度，置入空心螺钉。
20. 固定髋臼骨块	传递电钻，钻入克氏针固定髋臼骨块，活动髋关节，检查内固定稳固。
21. 置入异体骨	准备生理盐水冲洗伤口，传递弯钳、异体骨在骨盆和耻骨间隙植骨。
22. 固定髂嵴骨块	传递电钻，钻入克氏针，固定髂嵴骨块。
23. 整理机器人器械，充分止血，冲洗伤口	协助医生分离器械臂，整理机器人器械，核对手术用品数量及完整性。准备生理盐水冲洗伤口，充分止血。
24. 关闭切口，手术结束	洗手护士与巡回护士清点手术器械，逐层缝合切口，无菌敷料包扎。
25. 撤离机器人并安全归位	将机器人控制台车和机械臂移动至安全位置，拆除机器人无菌套。巡回护士将机器人机械臂、操作台及 3D-C 臂进行清洁擦拭后，盖好防尘罩推回指定存放区域。

七、注意事项

1. 手术体位　术前需用软枕垫高患侧臀部，患侧上肢可约束到对侧，也可以采用举手投降位，注意维持肢体、关节的生理功能，避免过度牵拉。

2. 加强管道管理　术前应妥善固定各种管道，包括气管插管管路、深静脉、外周静脉管路、动脉管路、尿管、自体血回收等管道，严防手术过程中管道脱落等意外发生。

3. 严密观察术中出血　该手术时间长，出血量大，大龄儿童术前可使用自体血等溶稀释，术中自体血回收，以减少输血量；术中需严密观察出血量，及时和麻醉医生、手术医生沟通，及时配血和自体血回输。

4. 预防低体温　手术间室温控制在 $22 \sim 24℃$，患者腰背部可以垫加温的水垫，术中使用加温液体、充气式升温仪等保温措施，并对患者进行持续性体温监测。

第十一章

机器人辅助骨样骨瘤病灶刮除灭活手术配合与护理

骨样骨瘤是一种好发于儿童及青少年的良性成骨性骨肿瘤，90%的患者年龄为 10～30岁，男性多于女性，约（2～3）：1。主要临床表现为明显局部疼痛、夜间加重。大多数患者需要手术切除治疗，传统手术为CT引导下行肿瘤囊内切除，但术中仍依靠术者判断切除部位，存在出血多、切除不完全等问题，同时术中CT检查还会增加辐射暴露，可能对青少年健康造成潜在危害。

由于骨肿瘤外科手术需要遵循无瘤原则以及具有异形曲面截骨等特点，考虑骨科机器人在精准定位方面具有显著优势，而骨样骨瘤切除手术重点则是术中精准定位瘤巢位置并对肿瘤进行充分切除。骨科机器人辅助骨样骨瘤切除手术是一种安全术式，能够有效改善患者的临床症状，同时相较于传统开放手术具有定位精确、创伤较小、住院时间短等优势。

由于骨肿瘤可发生在全身各骨，性质各异，侵及范围不同，手术体位、手术间布局也有所不同。

一、适应证与禁忌证

（一）适应证

适应骨盆、脊柱、四肢长骨等微创切口骨样骨瘤刮除。

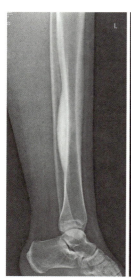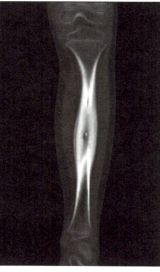

图 11-1　左胫骨肿物影像

（二）禁忌证

1.全身情况不良，虽经术前治疗仍不能纠正者。

2.有严重心、肺、肝、肾疾病，不能耐受手术者。

二、麻醉方式

全身麻醉。

三、手术体位

根据手术部位与手术入路采取不同手术体位，下面以左胫骨（中段后方）骨样骨瘤为例（图 11-1），患者取俯卧位。

患者头部俯卧于马镫形硅胶头圈内，双臂前伸呈环抱式置于头端，胸部用胸托支撑，双侧髂部置于髂托上，双膝下垫液体减压垫，小腿放置于斜坡垫使得足尖悬空（见图 5-2 ）。

四、物品准备

（一）设备

骨科手术机器人系统，3D-C 臂 X 射线机，碳素手术床，充气式升温仪，负压吸引装置，电外科设备，止血仪，磨钻主机。

（二）手术器械

骨科手术器械包，骨科手术敷料包，机器人器械，置入物及相关器械。

五、手术间布局

手术室间摆放碳素全透手术床，患者摆放俯卧位，做好约束，床头摆放麻醉机和心电监护装置，床尾健侧摆放手术器械车，患侧摆放机器人机械臂，床尾正中摆放红外线立体相机，相机旁边摆放机器人工作站。具体摆放和人员站位见图 11-2。

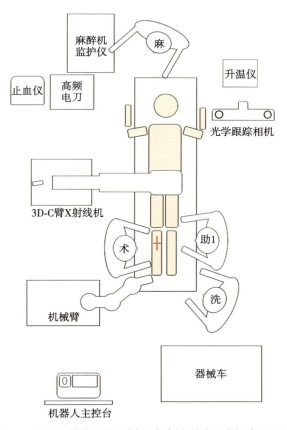

图 11-2　机器人辅助胫骨骨样骨瘤病灶刮除手术间布局示意图

六、手术步骤及护理配合

机器人辅助胫骨骨样骨瘤病灶刮除灭活术的手术步骤及护理配合见表 11-1。

表 11-1　机器人辅助胫骨骨样骨瘤病灶刮除灭活术的手术步骤及护理配合

手术步骤	护理配合
1. 术前准备	根据患者手术部位按照室间布局图摆放好机器人各仪器设备。连接电源和数据线，启动系统，按照线材类点对点连接；检查机器人设备是否齐全，机器人，主控台车，NDI（光学跟踪相机），C 臂 X 射线机等设备，接通电源连接设备，检查功能是否正常，登录系统，录入病历资料及手术工具并选择（如图开机）界面用户登录界面录入病历资料，完成后进入机械臂控制界面，进行机械臂的连接与摆位，依据患者手术部位，使用左、右展开位。术前留置尿管，规范摆放俯卧位，妥善固定各种管道，患侧大腿上止血带并调节压力参数，患者上半身采用充气式升温仪保暖。
2. 洗手护士提前准备	洗手护士提前 20～30min 洗手，整理无菌台，检查器械完整性，与巡回护士配合规范安装机器人无菌保护套，安装机器人跟踪器。洗手护士将无菌机罩包裹机械臂，将无菌套非开口一角与无菌套卡扣卡紧连接，并剪去无菌套环内部无菌套，一手握机器人跟踪器，辅助人员撑开口边缘，套在机器人机械臂上拧紧固定螺丝，安装双平面标定器。
3. 消毒铺巾，手术核查	洗手护士协助术者常规消毒铺单，粘贴无菌手术薄膜，连接仪器设备，妥善固定各种管路。核对患者信息，确保正确的手术部位。
4. 图像采集	巡回护士止血仪充气并记录开始时间，洗手护士传递患者跟踪器给术者置于患侧腘窝部并用无菌手术膜牢固固定。根据术前影像学检查结果病灶位于胫骨结节下约 16cm 处，将骨科手术机器人机械臂连接机器人跟踪器后，置于患侧小腿后方。摆动 3d-C 臂 X 射线机于病灶所在水平行 3D 透视扫描。C 臂 3D 扫描成功后，通过 C 臂软件发送 DICOM 数据至机器人主控台（图 11-3A）。
5. 图像配准，规划手术路径	传图成功后机器人自主计算图像误差量在手术要求的范围之内，点击确认后可以活动机械臂，卸下标尺更换导向器。调整图像质量确定规划平面，电脑鼠标选择确认病灶所在位置并扫描画模拟定位克氏针置入路径、位置及深度（图 11-3B）。将 3D-C 臂 X 射线机暂时撤出术野。洗手护士改接导向器套筒在机器人机械臂上，根据机器人的手术模拟将导向器套筒置入确定切口位置（图 11-3C）。
6. 钻入导针	洗手护士传递 23# 刀给术者以预定手术位置为中心作一长约 2.5cm 纵向切口，依次传递电刀、拉钩、弯钳分离组织，止血，钝性分离腓肠肌延长的跟腱部分，比目鱼肌达胫骨后侧骨面（图 11-3D）。洗手护士传递骨科剥离子分离胫骨后侧骨膜充分显露胫骨后侧骨质。机器人机械臂回切口上方，根据模拟结果机器人将导向器套筒置于切口中心，校正套筒位置，传递电钻置入 2.0mm 克氏针。C 臂 X 射线机行 3D 透视扫描，确认克氏针达病灶腔内。巡回护士将骨科手术机器人及 3D-C 臂 X 射线机暂时撤离术野。
7. 病灶清除	洗手护士传递钢丝钳拔出克氏针，巡回护士开启磨钻动力系统主机开关并调整脚踏位置，方便主刀操作。洗手护士连接中号磨头传递给术者以定位克氏针为中心将范围约 0.8cm 骨质磨去，显露病灶腔。术中见病灶腔充满淡红色鱼肉样病灶组织。用 1mm 刮匙和 3mm 刮匙尽量刮除病灶组织，刮至病灶腔中四周骨质硬化处，洗手护士用生理盐水湿纱布收集病灶组织并妥善保存在无菌治疗碗里。

手术步骤	护理配合
8. 病灶腔灭活	洗手护士用 50ml 注射器抽取无菌灭菌用水，传递给术者反复冲洗病灶腔。所有参与手术者更换手套，洗手护士重置无菌台，更换器械。传递电刀，用电凝反复热灼病灶区，通过电凝的热效应致肿瘤组织失活。
9. 确认病灶清除	传递无菌灭菌用水冲洗术野，电刀充分止血。3D-C 臂 X 射线机透视确认病灶已彻底清除。
10. 整理机器人器械，充分止血，冲洗伤口	协助医生分离器械臂，整理机器人器械，核对数量及检查完整性。止血带放气，巡回护士记录止血带结束时间，传递电刀充分止血，准备大量灭菌注射用水冲洗伤口，统计术中出血量，留置伤口引流管，留取病理标本。
11. 关闭切口、手术结束	洗手护士传递可吸收线修补吻合比目鱼肌、腓肠肌。洗手护士与巡回护士清点手术器械，逐层缝合关闭伤口，无菌敷料外敷，手术完毕。维持踝关节中立位石膏托外固定。
12. 撤离机器人并安全归位	将机器人控制台车和机械臂移动至安全位置，拆除机器人无菌套。巡回护士将机器人机械臂、操作台及 3D-C 臂进行清洁擦拭后，盖好防尘罩推回指定存放区域。

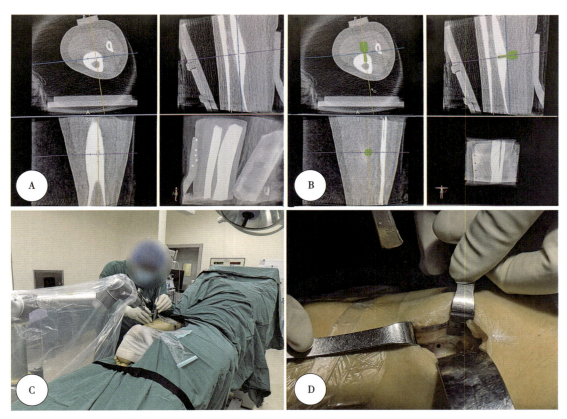

图 11-3　机器人辅助下左胫骨（中段后方）骨样骨瘤灶刮除灭活术

A. 采集图像、定位瘤巢；B. 规划入路；C、D. 机器人定位下做小切口。

七、注意事项

1. 体位的管理　根据患者身高体重调整俯卧位垫的宽度，摆放体位后患者的头部应处于中立位，避免颈部过伸或过屈。颌部支撑应避开口唇部，并防止舌外伸后造成舌损伤，头面部支撑应避开两侧颧骨。再逐一检查各受压部位及重要器官，尽量分散各部位承受的压力，并妥善固定。

2. 气压止血带的管理　严格掌握止血带使用禁忌证、压力和时间，避免发生止血带并发症，禁止止血带充气前使用驱血带，避免挤压肿瘤。

3. 磨钻的使用管理　洗手护士应了解机器的结构及功能，熟练掌握各连接部分的装卸，以防遗失。正确连接各配件，确保钻头、磨头安装稳固，术中暂不使用时，将手控开关置于关闭位置。勿扭转屈曲，不要与锐器物品堆在一起，电诱导线勿拉扯，以免电线断裂。因钻速极快，会产生大量的摩擦热，使用时需不断用盐水冲洗进行局部降温，同时还可将碎骨组织冲出，以利于仪器的正常工作。传递手柄过程中应确保患者与其他医务人员的安全状态，避免误伤。操作时递无菌透明挡板遮挡，避免术中的血液和组织碎屑飞溅。

第十二章

5G 技术在骨科机器人手术中的应用

第一节 概述

5G 技术是第五代移动通信技术，以其高速率、低延迟、高可靠性、大连接密度等特点，显著提升了数据传输效率和网络性能。5G 技术支持网络切片、Massive MIMO 和边缘计算等关键技术，为增强型移动宽带、超可靠低延迟通信和大规模机器类通信等应用场景提供了强大的技术基础，推动了智能城市、自动驾驶、远程医疗、虚拟现实和工业自动化等多个领域的创新和发展。

在医疗领域，5G 技术正推动医疗服务模式的变革，提升医疗服务的安全性、效率和温暖度，为远程诊疗、智能健康监测、疾病预警系统等提供了强大的技术支撑。在智慧医院建设规范方面，5G 技术的应用包括无线医联网的建设、测试和评价等标准体系，以及智慧门诊、智慧病房、智慧手术室、智慧护理、智慧管理和互联网医院等建设规范和细则。5G 技术与医疗大数据、人工智能的结合，促进了医疗服务质量的提升。在远程医疗中，5G 技术的应用包括远程影像诊断、远程教育等系统的设计原则和建设技术。此外，5G 技术在医院管理中的应用，如 5G 云网安融合技术和智慧医疗危急重症应用关键技术等，助力医院管理数字化新发展。这些应用不仅提高了医疗服务的质量和效率，还促进了医疗资源的合理分配，为实现全民健康覆盖提供了强有力的技术支撑。

5G 技术与骨科机器人的结合在医疗领域开启了新的篇章，其主要应用体现在以下几个方面：首先，远程手术操作成为可能，医生能够通过骨科机器人在远程精准执行手术，如穿刺扩张和髓核夹取等，打破了地理限制，实现了手术目标。其次，手术精确性得到提升，5G 技术与数字化技术深度融合，实时导航图像帮助医生进行精确穿刺置管，确定器械的角度和深度，超越了传统手术的精确度。再者，力反馈功能的应用，使得远程手术中对关键结构的操作更加精确和安全，这是 5G 技术在远程手术中的一大进步。此外，全流程远程操控产品的出现，使得骨科手术机器人能够辅助完成所有核心操作步骤，包括远程手术操作，从而提高了手术的效率和效果。5G 技术还促进了医疗资源的整合，通过远程共享、跨地域合作和教育培训，降低了患者转运风险，减少了就医成本，推动了智慧医疗的发展。最后，技术创新和进步使得机器人手术系统在远程操作中的优势得到充分发挥，推动了地区医疗一体化和同质化的发展。5G 技术与骨科机器人的结合不仅提高了手术的安全性、效率和可及性，还为智慧医疗的发展注入了新的动力。

佛山市中医院作为国内骨科领域的领军者之一，率先将 5G 技术与骨科机器人手术深度融合，开创了远程骨科手术的新纪元。自 2019 年成功实施全国首例 5G 骨科手术机器人辅助手术远程指导以来，医院在这一领域取得了诸多突破性成就，并在 2019 年世界机器人大会上荣获"骨科机器人远程手术中心创建单位"称号。此外，医院还与北京积水潭医院达成 5G 机器人辅助手术合作，在股骨颈、骨盆、脊柱等复杂骨科手术领域完成了多台远程手术，为患者带来了前所未有的医疗体验。

第二节　5G 技术在骨科机器人手术中的应用

一、硬件要求

（一）网络环境

1. 5G 信号覆盖与稳定性　手术间由于需要进行 X 射线透视，通常会安装铅板防护，这可能对无线网络信号产生干扰。因此，必须选择经过网络公司检测确认的 5G 信号良好且稳定的手术间。手术间内的 5G 信号强度应满足手术操作的最低要求，确保手术期间网络通信的稳定性和低延迟。

2. 远程指挥控制中心　远程指挥控制中心应配备高性能的 5G 基站和信号接收设备，确保与手术间之间的网络连接稳定可靠。同时，控制中心的网络带宽应足够支持高清视频传输和实时数据交互，避免因网络拥堵导致的手术中断或延迟。

（二）设备配置

1. 骨科机器人操作系统

（1）手术间与远程指挥控制中心必须配备相同版本的骨科机器人操作系统，确保双方在手术过程中能够无缝对接和协同工作。操作系统应具备高度的兼容性和稳定性，支持远程操控、实时反馈和数据同步等功能。

（2）操作系统应定期更新，以修复潜在的安全漏洞并引入新的功能，以适应不断变化的手术需求。

2. 高清摄像头与音频系统

（1）手术间：手术间内应安装多台高清摄像头，覆盖手术区域的各个关键部位，确保远程指挥中心能够清晰地观察手术操作的每一个细节。摄像头应具备高分辨率、低延迟和自动对焦功能，能够实时传输高清视频图像。

（2）远程指挥控制中心：远程指挥控制中心应配备高分辨率的显示设备，用于接收和显示手术间的高清视频图像。同时，应配备专业的音频系统，支持双向实时语音通信，确保手术室与远程指挥中心之间的沟通顺畅无误。

（3）音频系统：音频系统应具备降噪功能，确保在手术过程中能够清晰地听到指令和反馈信息，避免因背景噪音导致的沟通障碍。

3.网络设备

（1）手术间和远程指挥控制中心均需配备高性能的 5G 路由器和交换机，确保网络信号的稳定传输。网络设备应具备自动故障切换功能，以应对可能出现的网络故障，确保手术过程不受影响。

（2）网络设备应支持多用户同时连接，满足手术团队、远程专家和网络技术人员的实时通信需求。

（三）网络安全与数据备份

1.网络安全　手术间和远程指挥控制中心的网络应采用加密传输协议，确保数据传输的安全性和保密性。所有网络设备和操作系统应定期进行安全漏洞扫描和修复，防止未经授权的访问和数据泄露。网络应设置防火墙和入侵检测系统，实时监控网络流量，及时发现并阻止潜在的网络攻击。

2.数据备份　手术过程中产生的所有数据，包括手术视频、操作记录和患者信息等，应实时备份到远程服务器。备份服务器应具备高可用性和容错能力，确保数据的完整性和可靠性。数据备份应定期进行测试和恢复演练，确保数据一旦丢失或损坏，能够快速恢复。

二、软件要求

（一）通信与协作平台

1.即时通信工具

（1）建立专门的微信工作群和钉钉会议群，用于地方医院与远程指挥中心之间的日常沟通和信息共享。工作群应包括手术团队成员、远程专家和网络技术人员，确保信息能够及时传递和处理。

（2）即时通信工具应支持文件共享、图片和视频传输功能，方便手术团队在术前将患者的影像资料、病历等信息发送给远程专家进行讨论和分析。

2.视频会议系统

（1）手术间和远程指挥控制中心应配备专业的视频会议系统，支持高清视频通话和屏幕共享功能。视频会议系统应具备低延迟和高稳定性，确保远程专家能够实时观察手术操作并提供指导。

（2）视频会议系统应支持多终端接入，允许手术团队、远程专家和网络技术人员同时参与会议，方便多方协作。

（二）患者档案管理

1. 远程医疗患者档案系统

（1）建立完善的远程医疗患者档案管理系统，记录患者的详细信息，包括基本信息（姓名、年龄、性别等）、手术时长、手术方式、麻醉方式、特殊情况记录和异常事件记录等。

（2）患者档案管理系统应支持数据的实时更新和查询功能，方便手术团队和远程专家随时查阅患者的病历信息，为手术方案的制定和调整提供依据。

2. 数据安全与隐私保护

（1）患者档案管理系统应采用加密存储和访问控制技术，确保患者信息的安全性和隐私性。只有授权的医护人员和远程专家才能访问患者的病历信息。

（2）系统应定期进行数据备份和恢复演练，确保在数据丢失或损坏的情况下能够快速恢复。

（三）反馈与优化机制

1. 建立手术室、远程指挥控制中心和 5G 网络中心三方反馈机制，对手术过程中出现的问题和意见进行及时反馈和记录。三方应定期召开会议，共同分析问题原因，提出改进措施。

2. 反馈机制应包括问题记录、责任分配和解决方案跟踪等功能，确保问题能够得到及时解决，避免类似问题的再次发生。

3. 系统优化与升级　根据三方反馈的意见和建议，定期对 5G 技术应用系统进行优化和升级。优化内容包括网络性能提升、软件功能改进、设备更新等，以提高系统的稳定性和可靠性。

系统优化和升级应进行严格的测试和验证，确保新版本的系统能够满足手术操作的要求，不会对手术过程产生负面影响。

第三节　5G 技术应用在骨科机器人手术中的配合要点

一、术前准备

（一）设备准备与测试

1. 在手术前 1h，需要对 5G 网络设备和骨科手术机器人进行全面调试，确保网络连接稳定，数据传输无误。

2. 对手术机器人进行功能测试，包括机械臂的运动精度、传感器的灵敏度等，确保设备在手术中能够正常运行。

（二）数据采集与规划

1. 利用 5G 技术快速传输患者的影像学数据（如 CT、MRI 等），专家团队可在远程中心进行详细的术前规划。

2. 根据患者的三维重建数据，制定个性化的手术方案，包括置入物的规格、位置和角度等。

3. 5G 网络的低延迟特性使得远程手术中的端对端控制成为可能，远程医生能够实时操控手术机器人。通过 5G 网络，手术室内的机器人手术工具与远程医生的控制终端实现高速连接，实现精准的端对端控制。

4. 高清摄像头是实时监测的关键设备，具备高分辨率、宽动态范围、自动曝光和图像增强等功能与 5G 网络的结合可以实时监测手术影像数据，远程控制中心可以及时获取患者术中影像资料。

5. 利用高清摄像头和 5G 网络结合，实时监控患者手术全过程，对患者体位摆放，术野暴露，置钉的风险，患者跟踪器角度，推车入路等进行实时监测和指导。

二、术中配合

（一）实时高清传输

1. 手术室内配备多台 4K/8K 高清摄像头，全方位覆盖手术区域，捕捉器械与组织的微小变化。通过 5G 网络的高速率传输，高清影像以每秒 60 帧的帧率实时传输至远程中心，确保远程专家能清晰分辨血管、神经等细节，为精准判断提供基础。同时，5G 的低延迟特性（仅几毫秒）保障了手术画面的实时同步，支持远程专家与手术室医生的无缝协作，实现零延迟交互。

2. 骨科手术机器人在术中提供高精度导航功能，实时监测器械位置、角度和力度等关键参数，并通过 5G 网络将数据实时传输至远程中心。远程专家可直接操控机械臂，调整手术器械的运动轨迹，实现精准手术操作。5G 网络的稳定性确保了远程操控的实时性和精准性，即使在跨地区手术中，也能达到与本地操作一致的效果。

3. 手术室和远程中心均配备高性能 5G 网络设备，具备高带宽、低延迟和自动故障切换功能，确保手术过程稳定可靠。数据传输采用加密技术，保障信息安全。摄像头和显示设备经过严格校准，确保长时间手术中图像的高清稳定输出。

（二）团队协作与配合

1. 手术室内的医护团队需要熟悉 5G 技术和骨科机器人的操作流程，与远程专家团队紧密协作。

2. 在手术过程中，医护人员需随时准备应对突发情况，确保患者的安全。

三、术后管理

（一）数据记录与分析

1.利用5G技术记录手术过程中的所有数据，包括手术时间、操作步骤、器械使用情况等，便于术后分析和总结。

2.对手术数据进行分析，评估手术效果，为后续手术提供参考。

（二）远程随访与指导

通过5G网络，远程专家可以对患者进行术后随访，指导康复训练，确保患者术后恢复良好。

（三）制定应急预案

制定标准化流程（图12-1），确保骨科机器人在运作过程中符合安全标准，提高工作效率和可靠性，优化任务执行的顺序和协同工作能力，保证服务质量。同时实现骨科机器人在各种应用场景中的高效、稳定和合规运行。

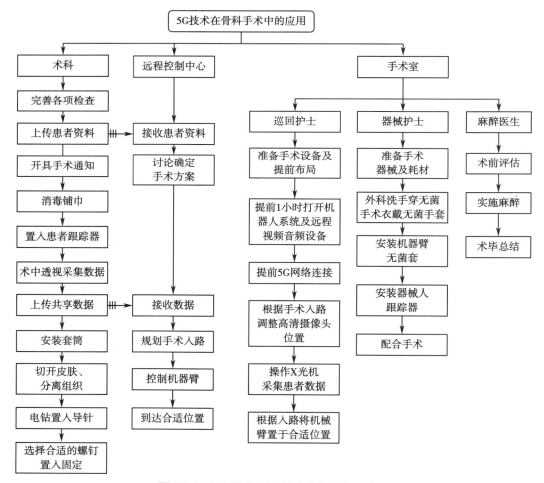

图 12-1　5G 技术在骨科手术中的应用流程

四、注意事项

（一）数据安全和隐私保护

5G 技术虽然提供了高速的数据传输，但也需要确保数据的安全性和患者隐私的保护。医疗机构应采取加密技术来保护传输的数据，防止数据被非法获取或篡改。

（二）网络稳定性

远程手术对网络稳定性的要求极高，网络延迟和中断可能导致手术失败或患者健康风险。因此，确保网络的稳定性和可靠性是至关重要的，5G 技术网络性能要求参见表 12-1。

表 12-1　5G 技术在远程指导的网络性能要求

项目	网络速率（Mbit/s）	网络延时（ms）
远程会诊：4K 高清视讯会议	≥40	≤100
远程超声指导：集成式超声	≥5	≤200
远程手术指导：4K 高清视讯会议	≥40	≤80
远程教学	≥20	≤100
远程影像质控	≥100	≤100

（三）医疗人员的资质和培训

参与远程手术的医疗人员应具备相应的资质和经过专门的培训，以确保他们能够熟练操作远程手术设备和系统。

（四）法规和政策遵循

远程手术涉及跨地区甚至跨国的医疗服务，医疗机构需要遵守相关的法规法律，包括医疗操作的合规性和患者信息的隐私保护。

（五）设备和环境准备

远程手术需要在充分准备的环境和设备下进行，包括确保手术设备和辅助工具的正常运行，以及手术环境的清洁和消毒。

[1] 王华铮，刘鹏，宗路杰，等.骨科手术机器人的研究进展及展望[J].机器人外科学杂志（中英文），2022，3（01）：55-61.

[2] 许梓健，顾洪生，蒯声政，等.骨科手术机器人的临床应用与进展[J].机器人外科学杂志（中英文），2022，3（5）：376-387.

[3] 刘毅，孙磊青，樊瑜波.骨科机器人的行业概况与发展[J].中国医疗设备，2021，36（1）：159-163.

[4] 郑长万，陈义国，匡绍龙，等.骨科手术机器人的发展现状分析[J].中华骨与关节外科杂志，2021，14（10）：872-877.

[5] 洪石，吴征杰，李雪，等.骨科机器人辅助下经皮螺钉内固定治疗骨盆与髋臼骨折[J].中华创伤骨科杂志，2019，21（1）：16-21.

[6] 曹旭含，白子兴，孙承颐，等.机器人在骨科手术中应用的可靠性与提升空间[J].中国组织工程研究，2020，24（9）：1416-1421.

[7] 胡旭锋，张元智.手术机器人在脊柱外科中的应用[J].中国骨科临床与基础研究杂志，2020，12（5）：297-303.

[8] 高松森，周鲁平，曹云，等.机器人辅助与徒手置入椎弓根螺钉准确性和安全的Meta分析[J].颈腰痛杂志，2022，43（1）：1-9.

[9] 林书，胡豇，万仑，等.骨科机器人辅助经皮椎体后凸成形治疗多节段脊柱转移瘤[J].中国组织工程研究，2020，24（33）：5249-5254.

[10] 胡永军，邓忠良.经皮椎体成形术和后凸成形术的适应证与禁忌证[J].重庆医学，2007，36（3）：276-278.

[11] 周鲁平.脊柱手术中机器人辅助下经皮和传统开放徒手椎弓根螺钉置入技术对关节突关节损伤率比较的Meta分析[D].安徽医科大学，2021.

[12] 张冶，董岩，郭松，等.骨科机器人辅助经皮椎体成形术[J].中国矫形外科杂志，2022，30（9）：835-838.

[13] 祁金梅，申才良，张静，等.老年骨质疏松性椎体压缩骨折机器人辅助下经皮椎体后凸成形术的围手术期护理[J].中国实用护理杂志，2021，37（25）：1989-1994.

[14] 莫忠贵.经皮椎体后凸成形术治疗骨质疏松椎体压缩性骨折的研究进展[J].微创医学，2017，12（2）：233-236.

[15] 王建新，周立勇，薛滨勇，等.骨科机器人在多节段椎体成形术中应用[J].创伤与急危重病医学，2020，8（6）：413-416.

[16] 毕航川，段浩，李登辉，等.机器人辅助单侧穿刺与徒手单双侧穿刺椎体后凸成形术治疗骨质疏松性胸腰椎骨折的疗效比较[J].中华创伤杂志，2023，39（9）：807-815.

[17] 谢海清，李贤坤，孙进，等.骨科机器人辅助与传统透视下经皮椎体成形术治疗骨质疏松性椎体压缩性骨折的比较[J].广东医学，2021，42（9）：1102-1106.

[18] 田野，张嘉男，陈浩，等. 脊柱机器人与传统透视辅助下微创经皮复位内固定术治疗单节段无神经症状胸腰椎骨折对比研究 [J]. 中国修复重建外科杂志，2020，34（1）：69-75.

[19] 袁伟，孟小童，刘欣春，等. 骨科机器人辅助椎体后凸成形术治疗骨质疏松性椎体压缩性骨折的学习曲线 [J]. 中华创伤骨科杂志，2019，21（8）：670-675.

[20] 张在田，张绪华，卫志华，等. 机器人辅助与手工单侧穿刺椎体成形术治疗骨质疏松性骨折的疗效比较 [J]. 中国现代医生，2018，56（27）：84-87.

[21] 孙祎伟. 机器人辅助下经皮微创椎弓根螺钉内固定与传统开放置钉治疗胸腰椎骨折的椎体复位效果及围手术期指标对比研究 [D]. 安徽医科大学，2022.

[22] 尹稳，焦伟，于海洋. 经皮椎弓根螺钉置钉辅助技术及应用进展 [J]. 中国脊柱脊髓杂志，2022，32（8）：743-747.

[23] 赵树雄，王增平，邹月超，等. 机器人辅助与传统透视下椎弓根螺钉内固定术治疗胸腰椎骨折的荟萃分析 [J]. 脊柱外科杂志，2023，21（4）：263-274.

[24] 陈剑锋. 机器人辅助经皮实心椎弓根螺钉内固定治疗胸腰椎骨折疗效分析 [D]. 山东大学，2022.

[25] 邱勇，朱丽华，宋知非. 脊柱侧凸的临床病因学分类研究 [J]. 中华骨科杂志，2000，20（5）：265.

[26] 李超，孙小刚，李昊，等. 机器人联合三维"C"型臂辅助置钉在44例脊柱侧弯矫形术中的应用价值 [J]. 山东大学学报（医学版），2023，61（3）：107-114.

[27] 袁建军，刘岩，张权，等. 微创脊柱外科手术治疗成人退行性脊柱侧凸的临床应用进展 [J]. 现代诊断与治疗，2022，33（11）：1604-1606.

[28] 辛晓明，高明暄，张帆，等. 骨科机器人辅助置钉在青少年特发性脊柱侧弯矫形中的应用 [J]. 中国组织工程研究，2023，27（36）：5790-5794.

[29] 房彦名，袁强，韩晓光，等. 机器人辅助单体位和双体位斜外侧腰椎椎间融合内固定术疗效比较 [J]. 实用骨科杂志，2023，29（1）：1-5.

[30] 张波，王晋超，宋卿鹏，等. 骨科手术机器人辅助退行性脊柱侧弯手术的疗效分析 [J]. 北京生物医学工程，2022，41（3）：286-291.

[31] 曹正霖，禤天航，于淼，等. 骨科手术机器人在青少年特发性脊柱侧弯手术患者中的临床应用 [J]. 医疗装备，2021，34（17）：3-6.

[32] 孙文熙，杨一帆，林锐，等. 骨科手术机器人辅助技术在颈椎手术中的应用进展 [J]. 实用医学杂志，2023，39（9）：1179-1184.

[33] 田伟，王晋超，刘亚军，等. 上颈椎手术方式回顾及应用机器人辅助上颈椎手术的体会 [J]. 中国医疗器械信息，2017，23（7）：9-13.

[34] 张琦，范明星，刘亚军，等. 导航与机器人辅助颈椎螺钉内固定术的临床应用 [J]. 北京生物医学工程，2019，38（5）：504-507，550.

[35] 吕振东，陈智，韩应超，等. 机器人辅助颈椎后路椎弓根螺钉置入手术治疗颈椎病的置钉精确度与临床疗效 [J]. 骨科临床与研究杂志，2020，5（3）：131-137.

[36] 张帅，马明阳，刘宇博，等. 解剖重建理念在机器人辅助全髋关节置换术中应用的研究 [J]. 中华骨与关节外科杂志，2022，15（8）：569-576.

[37] 赵翔，蔡迅梓，姜广曜，等. 机器人辅助全髋关节置换术围手术期并发症的特点及危险因素分析 [J]. 中华骨与关节外科杂志，2022，15（8）：591-597.

[38] 孙莹，葛蕊，侯艳，等. MAKO 机器人手术系统辅助下全髋关节置换术手术配合 [J]. 机器人外科学杂志（中英文），2020，1（4）：280-285.

[39] 赵翔，蔡迅梓，姜广曜，等. 机器人辅助全髋关节置换术围手术期并发症的特点及危险因素分析 [J]. 中华骨与关节外科杂志，2022，15（8）：591-597.

[40] 张子安，张海宁，李海燕，等. 机器人辅助技术在全膝关节置换手术中的应用 [J]. 中国矫形外科杂志，2020，28（11）：937-941.

[41] 邢路瑶，胡娟娟，周琦，等. 机器人辅助全膝关节置换术的护理配合 [J]. 护理学杂志，2022，37（6）：40-43.

[42] 赵晶，余沐洋，彭慧明，等. 机器人辅助全膝关节置换术流程优化及学习曲线研究 [J]. 中华骨与关节外科杂志，2023，16（4）：333-339.

[43] 石璇，乔红，安赪蕊. 机器人膝关节单髁置换术护理配合 [J]. 机器人外科学杂志（中英文），2021，2（1）：66-71.

[44] 张丽，梁求真，赵赞栋，等. 机器人辅助关节镜下重建前交叉韧带的疗效 [J]. 中华创伤杂志，2022，38（2）：142-148.

[45] 胡汉，张中伟，徐红伟，等. 骨科手术机器人辅助重建急性后交叉韧带断裂 1 例 [J]. 中国骨伤，2020，33（10）：979-981.

[46] 苏日力格，刘旭，徐哲，等. 机器人手术在关节外科中的应用进展 [J]. 转化医学电子杂志，2017，4（12）：77-80.

[47] 田伟，范明星，张琦，等. 中国骨科手术机器人的发展 [J]. 应用力学学报，2023，40（1）：1-6.

[48] 田伟. 机器人助力骨科新技术革命 [J]. 中国医药导刊，2022，24（12）：1159-1161.

[49] 江云，李双莉，陈琼，等. 手术室精准护理培训模式在骨科机器人手术专业护士培训中的应用 [J]. 福建医药杂志，2022，44（6）：140-142.

[50] 杨倩倩，丁立祥，郭大为，等. 骨科手术机器人的临床使用风险分析与对策探讨 [J]. 生物医学工程与临床，2022，26（4）：497-501.

[51] 范冰洋，何海溶，袁凌伟，等. 关节镜下前交叉韧带重建手术研究现状 [J]. 中国医药导报，2022，19（31）：65-68，87.

[52] 曹旭含，白子兴，孙承颐，等. 机器人在骨科手术中应用的可靠性与提升空间 [J]. 中国组织工程研究，2020，24（9）：1416-1421.

[53] 高宇，翟吉良，丁大伟，等. 人工智能在骨科手术机器人中的应用与展望 [J]. 中华骨与关节外科杂志，2022，15（2）：155-160.

[54] 陈国立，陈哲颖，王淑容，等. 骨科机器人辅助脊柱手术护理标准操作程序的建立与应用 [J]. 护理学杂志，2022，37（14）：56-59.

[55] 胡兴峰，季亮，李青松，等. 骨科机器人辅助下经皮腕舟骨骨折内固定的疗效观察 [J]. 生物骨科材料与临床研究，2023，20（3）：24-26，31.

[56] 田伟. 医用机器人的发展现状 [J]. 中华医学杂志，2021，101（5）：374-378.

[57] 刘波，陈山林，王志新，等. 导航机器人与腕关节镜辅助下微创固定治疗稳定无移位亚急性舟骨骨折的初步临床疗效 [J]. 中华创伤杂志，2020，36（11）：1018-1021.

[58] 王丽梅，李嫚，王志新，等. Ⅱ骨科机器人辅助下腕舟骨骨折闭合复位内固定术的护理配合 [J]. 护

士进修杂志，2022，37（21）：2013-2015.

[59] 季亮，李青松，胡兴峰，等. 应用热塑性聚氨酯支架协助机器人导航经皮螺钉内固定治疗腕舟骨骨折 [J]. 骨科临床与研究杂志，2021，6（4）：218-220，252.

[60] 高广辉，尹成国，胡亮，等. TiRobot 手术机器人辅助经皮无头加压螺钉内固定治疗腕舟骨骨折 [J]. 实用手外科杂志，2022，36（3）：299-301，351.

[61] 涂志朋，金翔赟，曹昕琪，等. 手术机器人在创伤骨科的应用进展 [J]. 实用骨科杂志，2023，29（8）：713-716.

[62] 孙文熙，杨一帆，林锐，等. 骨科手术机器人辅助技术在颈椎手术中的应用进展 [J]. 实用医学杂志，2023，39（9）：1179-1184.

[63] 杨晨光，陈亮，胡韶楠. 急性腕舟骨骨折的诊断治疗研究进展 [J]. 中国修复重建外科杂志，2019，33（4）：507-510.

[64] 滕晓峰，陈宏，王欣，等. 腕关节镜辅助下经皮克氏针固定治疗腕舟骨新鲜骨折 [J]. 中华创伤杂志，2018，34（9）：773-780.

[65] 杨启荣. 双 Endobutton 带袢钢板联合肩锁韧带修补与锁骨钩钢板治疗急性肩锁关节脱位的临床效果对比 [J]. 中外医学研究，2023，21（8）：110-114.

[66] 孙策勇，朱以明，张桂通，等. 小切口下无喙突骨隧道的喙锁间带袢钢板悬吊固定术治疗肩锁关节脱位的早期临床随访研究 [J]. 中国运动医学杂志，2023，42（2）：118-122.

[67] 孙晓良，张维浩，沈光杰. 双纽扣钢板联合加强半螺纹针治疗肩锁关节脱位 [J]. 中国骨伤，2022，35（3）：209-213.

[68] 王军强，张腾，吴新宝. 基于骨科手术机器人定位系统的精准微创内固定治疗股骨颈骨折 [J]. 骨科临床与研究杂志，2019，4（1）：57-60.

[69] 龚喜雪，刘建全. 骨科机器人导航定位系统辅助股骨颈骨折空心螺钉内固定术患者临床护理 [J]. 齐鲁护理杂志，2018，24（2）：90-92.

[70] 易少华，张德华，王健，等. 机器人导航辅助经皮空心钉内固定治疗股骨颈骨折的临床疗效评价 [J]. 中国骨与关节损伤杂志，2022，37（4）：337-341.

[71] 张頔，肖蕊，张萌萌，等. 骨科机器人辅助股骨颈空心钉内固定标准化护理的应用研究 [J]. 实用临床医药杂志，2023，27（12）：23-26.

[72] 李丙侠. 医护一体化护理在骨科机器人导航定位系统下股骨颈骨折空心螺钉内固定术中的应用分析 [J]. 实用临床护理学电子杂志，2022，7（13）：56-59.

[73] 赵燕鹏，唐佩福. 骨科机器人及导航技术研究进展 [J]. 中国矫形外科杂志，2016，24（3）：242-246.

[74] 马洪，汤显能，郭跃明. 机器人手术系统辅助经皮原位固定术治疗儿童股骨头骨骺滑脱的比较研究 [J]. 临床小儿外科杂志，2021，20（8）：724-730.

[75] 夏永杰，游超，邓超，等. 两种截骨术治疗儿童发育性髋关节脱位的疗效比较 [J]. 临床骨科杂志，2023，26（6）：835-841.

[76] 李卓宇，刘巍峰，邓志平，等. 骨科机器人辅助骨样骨瘤切除的早期疗效研究 [J]. 中国修复重建外科杂志，2023，37（11）：1319-1325.

[77] 方建文，王达辉，郑一鸣. 儿童关节内 / 近关节与关节外骨样骨瘤的特点及手术疗效分析 [J]. 临床小儿外科杂志，2020，19（9）：821-824.

[78] 郭莉. 手术室护理实践指南 [M]. 人民卫生出版社，2022.

[79] 蒋协远，王军强. 机器人辅助创伤骨科手术技巧 [M]. 人民卫生出版社，2023.

[80] WU X B, WANG J Q, SUN X, et al. Guidance for the Treatment of Femoral Neck Fracture with Precise Minimally Invasive Internal Fixation Based on the Orthopaedic Surgery Robot Positioning System. Orthop Surg, 2019, 11(3): 335-340.

[81] LIOW M H L, GOH G S, WONG M K, et al. Robotic-assisted total knee arthroplasty may lead to improvement in quality-of-life measures: a 2-year follow-up of a prospective randomized trial. Knee Surg Sports Traumatol Arthrosc, 2017, 25(9): 2942-2951.

[82] HAMPP E L, SODHI N, SCHOLL L, et al. Less iatrogenic soft-tissue damage utilizing robotic-assisted total knee arthroplasty when compared with a manual approach: A blinded assessment. Bone Joint Res, 2019, 8(10): 495-501.

[83] ZHANG J, NDOU W S, NG N, et al. Robotic-arm assisted total knee arthroplasty is associated with improved accuracy and patient reported outcomes: a systematic review and meta-analysis. Knee Surg Sports Traumatol Arthrosc. 2022, 30(8): 2677-2695.

[84] ALRAJEB R, ZARTI M, SHUIA Z, et al. Robotic-assisted versus conventional total knee arthroplasty: a systematic review and meta-analysis of randomized controlled trials. Eur J Orthop Surg Traumatol, 2023.

[85] ELSWICK C M, STRONG M J, JOSEPH J R, et al. Robotic-Assisted Spinal Surgery: Current Generation Instrumentation and New Applications. Neurosurg Clin N Am, 2020, 31(1): 103-110.

[86] GILANI S, MOHAMED M, HARTLEY B, et al. The Use of a Robotic Arm for Fixation of Pelvic Fractures. J Orthop Trauma, 2023, 37(11S): S28-S32.

[87] ZHAO C, ZHU G, WANG Y, et al. TiRobot-assisted versus conventional fluoroscopy-assisted percutaneous sacroiliac screw fixation for pelvic ring injuries: a meta-analysis. J Orthop Surg Res, 2022, 17(1): 525.

[88] ZHAO C, ZHU G, WANG Y, et al. TiRobot-assisted versus conventional fluoroscZhu ZD, Xiao CW, Tan B, Tang XM, Wei D, Yuan JB, Hu J, Feng L. TiRobot-Assisted Percutaneous Cannulated Screw Fixation in the Treatment of Femoral Neck Fractures: A Minimum 2-Year Follow-up of 50 Patients. Orthop Surg, 2021, 13(1): 244-252.

[89] LIN S, TANG L Y, WANG F, et al. TiRobot-assisted percutaneous kyphoplasty in the management of multilevel (more than three levels) osteoporotic vertebral compression fracture. Int Orthop, 2023, 47(2): 319-327.

[90] WEN H, WANG P, FU Y, et al. [Short-term effectiveness of TiRobot combined with O-arm navigation system in minimally invasive treatment of hindfoot fracture]. Zhongguo Xiu Fu Chong Jian Wai Ke Za Zhi, 2022, 36(8): 951-956. Chinese.

[91] XU D, LOU W, LI M, et al. Current status of robot-assisted surgery in the clinical application of trauma orthopedics in China: A systematic review. Health Sci Rep, 2022, 5(6): e930.